T0270369

FERTILIDAD

FERTILIDAD

Dr. Francisco Carmona

LA GUÍA QUE TE AYUDA A CONOCER
Y CUIDAR TU SALUD REPRODUCTIVA

Ilustraciones de Lyona

Grijalbo

Papel certificado por el Forest Stewardship Council®

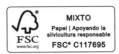

MIXTO
Papel | Apoyando la
silvicultura responsable
FSC® C117695

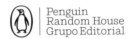

Penguin
Random House
Grupo Editorial

Primera edición: septiembre de 2023

© 2023, Francisco Carmona, por los textos
© 2023, Lyona, por las ilustraciones
© 2023, Penguin Random House Grupo Editorial, S.A.U.
Travessera de Gràcia, 47-49. 08021 Barcelona

Penguin Random House Grupo Editorial apoya la protección del *copyright*.
El *copyright* estimula la creatividad, defiende la diversidad en el ámbito de las ideas y el conocimiento, promueve
la libre expresión y favorece una cultura viva. Gracias por comprar una edición autorizada
de este libro y por respetar las leyes del *copyright* al no reproducir, escanear ni distribuir ninguna
parte de esta obra por ningún medio sin permiso. Al hacerlo está respaldando a los autores
y permitiendo que PRHGE continúe publicando libros para todos los lectores.
Diríjase a CEDRO (Centro Español de Derechos Reprográficos, http://www.cedro.org)
si necesita fotocopiar o escanear algún fragmento de esta obra.

Printed in Spain – Impreso en España

ISBN: 978-84-253-6311-5
Depósito legal: B-10.376-2023

Compuesto por Jorge Penny

Impreso en Gómez Aparicio, S.L.
Casarrubuelos (Madrid)

GR 6 3 1 1 5

A Mónica y a mis tres niñas,
por su generosidad en regalarme tiempo para escribir.

A las mujeres que a lo largo de mi carrera han confiado en mí

ÍNDICE

INTRODUCCIÓN

La idea de *Fertilidad*, el libro que ahora tienes entre las manos, nace como continuación natural de *Guía práctica de salud femenina* y *Endometriosis. La guía para entender qué es y cómo cuidarte*, mis primeras publicaciones en el ámbito de la divulgación médica. Sin embargo, el germen inicial de este libro se encuentra en mi niñez.

Cuando era pequeño, me fascinaba y me inquietaba casi a partes iguales que algunas mujeres de mi entorno, familiares o amigas de la familia, un día, de repente, albergaran en su interior un futuro bebé. Me maravillaba que la unión de un óvulo y de un espermatozoide, en un misterioso proceso que se prolongaba durante unas cuarenta semanas, concluyera con el alumbramiento de un ser humano. Y me inquietaba, cómo no, porque no entendía cuál podía ser la maravillosa «magia» que hacía posible tal prodigio.

En estas páginas subyacen tanto la fascinación como la necesidad de saber de aquel niño que se hacía tantas preguntas. Entonces anhelaba comprender y después, durante toda mi vida profesional, como médico, he anhelado ayudar.

En las primeras etapas de mi carrera profesional, adscrito al Servicio de Obstetricia del Hospital Clínic, mi labor consistió en atender y cuidar a mujeres jóvenes embarazadas que padecían trastornos crónicos como diabetes, lupus, asma o cardiopatías. Aunque tuvieran su enfermedad más o menos controlada, precisaban de un control y unos cuidados constantes para que no empeorara la enfermedad de base y para que el embarazo llegara a término felizmente.

Pero, además de por la necesidad de cuidados médicos, todas aquellas mujeres llegaban a mi consulta con la necesidad de saber qué estaba ocurriendo en sus cuerpos en cada etapa del embarazo, si sus bebés crecían saludables y fuertes o de qué mejor manera podían cuidarse ellas para preservar la salud de ambos.

Desde entonces, he atendido a muchas mujeres que, estando embarazadas o deseando estarlo, con complicaciones médicas o sin ellas, se sentían angustiadas porque necesitaban comprender. Comprender qué ocurre y por qué: en muchas ocasiones, ayuda y tranquiliza y, en algunas otras, alivia y consuela.

Fertilidad está dirigido a parejas, a mujeres embarazadas, a las que desean estarlo, a quienes tienen dificultades para concebir y recurren a técnicas de reproducción asistida y, también, a aquellas que, por un motivo médico u otro, no podrán conseguirlo.

¿Qué es la reserva ovárica? ¿Cómo puedo preservar mi fertilidad? ¿Qué puedo hacer para quedarme embarazada si tengo una patología crónica? ¿Qué pasos puedo dar si no tengo pareja, pero quiero ser madre? ¿Y si somos una pareja de mujeres? ¿En qué consisten la fecundación *in vitro* (FIV) o la inseminación artificial? ¿Puedo quedarme embarazada si tengo miomas? Y si tengo endometriosis, ¿podré ser mamá? ¿Qué tratamientos médicos podrían ayudarme a conseguirlo?

En este libro respondo, siempre con la voluntad de ser riguroso y al mismo tiempo comprensible y respetuoso, a las dudas y las preguntas, muy frecuentes la mayoría de ellas, que muchas mujeres han formulado en mi consulta a lo largo de una trayectoria profesional que he dedicado al cuidado integral de la salud y el bienestar de la mujer.

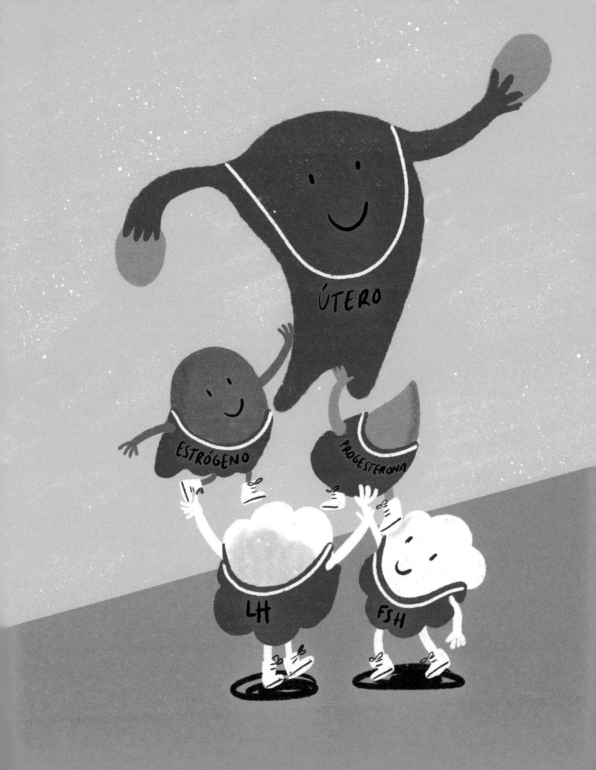

Capítulo 1

EL CICLO OVÁRICO

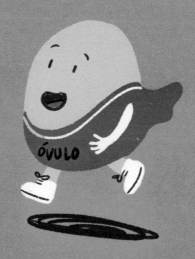

1.1 ANATOMÍA FEMENINA

Para entender cuáles son las causas de los problemas de la reproducción de la pareja humana y cómo tratarlos y solventarlos, lo primero que debemos conocer bien es la anatomía y la función de los órganos reproductores.

En la mujer los más importantes son el útero y los ovarios, sin embargo, hay muchos más órganos que debemos conocer y cuya función es primordial para conseguir el objetivo final, que es tener un niño.

De manera esquemática, vamos a explicar la anatomía de estos diferentes órganos, describiendo primero los externos y luego los internos, pero debe tenerse en cuenta que ello no quiere decir que unos sean más importantes que los otros; se trata solo de un recurso para favorecer la claridad y la organización de la información.

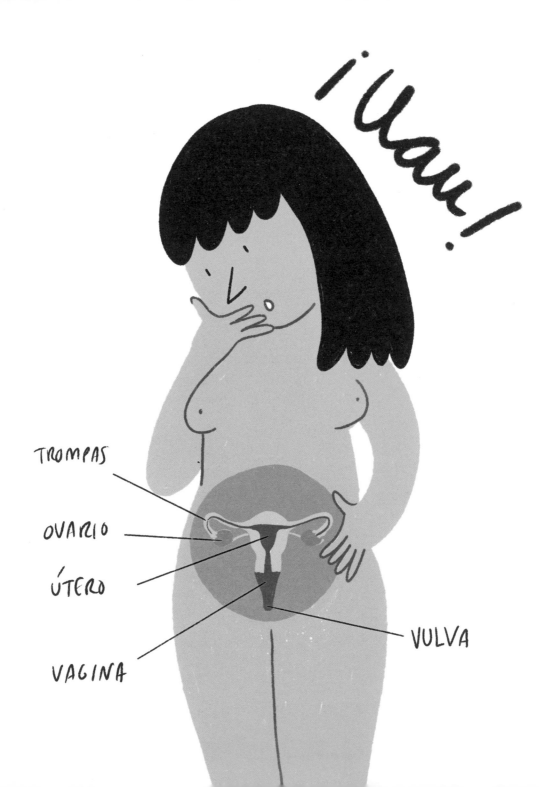

1.1.1 VULVA Y VAGINA

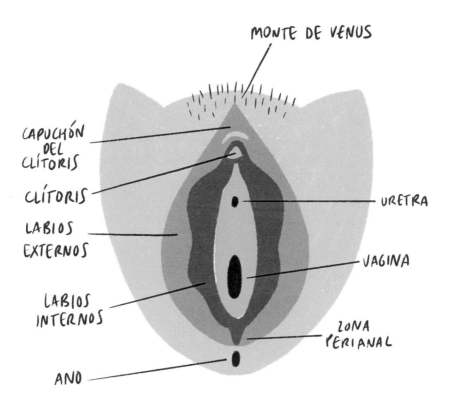

MONTE DE VENUS

CAPUCHÓN DEL CLÍTORIS

CLÍTORIS

LABIOS EXTERNOS

LABIOS INTERNOS

ANO

URETRA

VAGINA

ZONA PERIANAL

El órgano más exterior es la vulva o genitales externos. Como sabes y puedes ver en la ilustración, la vulva es el conjunto de todas las partes anatómicas cuya función principal, desde el punto de vista reproductivo, es dirigir el pene hacia la vagina. En concreto, está compuesta por tres partes muy importantes:

1. el clítoris
2. los labios mayores
3. los labios menores

En la vulva se encuentra también el orificio de la uretra, que es el conducto que comunica la vejiga con el exterior para que la mujer pueda orinar.

Es importante destacar que los órganos sexuales y los urinarios están relacionados por proximidad y desde el punto de vista **embriológico**. Es decir, se forman desde la misma parte del **embrión**, por lo que no es raro que si de adultos se detectan malformaciones congénitas en uno de los dos, estas afecten a los dos sistemas.

De las tres partes mencionadas al principio, el clítoris es el órgano sexual femenino por excelencia. Podría decirse que corresponde al pene del hombre. Está lleno de terminaciones nerviosas y su estimulación produce placer y conduce al orgasmo a la gran mayoría de las mujeres. Esta estimulación puede ser manual o través de la penetración. El clítoris no solo es la parte que vemos, el capuchón o prepucio clitoriano, sino que hay una parte interna que se extiende en profundidad hacia abajo y hacia atrás. Seguramente has oído hablar mucho sobre el punto G, que se sitúa en la cara interior de la vagina. Se trata, en realidad, de la parte posterior y enterrada del clítoris. Eso permite que también la penetración vaginal sea placentera para la mujer y pueda llegar al orgasmo. A algunas les es más fácil tener un orgasmo mediante la estimulación directa del clítoris y a otras les resulta más sencillo experimentarlo por la vía vaginal, pero esto depende tanto de la anatomía de cada mujer como de otros factores que no están relacionados con la función reproductora, que es la que nos interesa aquí.

Por otro lado, los labios menores tienen una función de protección de la entrada de la uretra y de la vagina y también son órganos con muchas terminaciones nerviosas, por lo que su estimulación también es placentera y puede conducir al orgasmo.

Fertilidad

Y finalmente, los labios mayores —la parte más externa—; tienen la función clara de proteger a los otros componentes de la vulva.

Asimismo, en la vulva se halla la entrada del siguiente órgano que nos encontramos anatómicamente: la vagina. Esta tiene un acceso, el introito, término que viene del latín y que significa sencillamente «entrada a la vagina», y que podríamos decir que es la cuarta parte de los genitales externos. La vagina se lubrica gracias a glándulas como las de Bartolino o Skene, que favorecen que la mujer tenga una relación placentera y sin dolor. Es fundamental desde el punto de vista reproductor porque permite la entrada del pene y del semen al interior del cuerpo de la mujer. La eyaculación tiene lugar en el fondo vaginal y desde aquí el semen se dirige hacia el útero y las trompas.

La vagina tiene una gran capacidad de distensión, no solo durante las relaciones sexuales, cuando se alarga para posibilitar la entrada del pene y que no sea doloroso, sino también durante el parto, cuando se dilata muchísimo más para que pueda pasar la cabeza de un bebé, un ovoide que mide unos diez centímetros de diámetro y que en algunos casos puede llegar a ser de hasta catorce centímetros. Es un órgano muy importante y, desde el punto de vista médico y funcional, muy curioso también.

1.1.2 ÚTERO

El útero es el órgano reproductor por excelencia, con unas características tan especiales que lo convierten en único: ningún otro órgano del cuerpo humano, ni del hombre ni de la mujer, es capaz de hacer lo que hace el útero.

Hay órganos que podemos intuir desde fuera, como la laringe, la parte alta del tubo digestivo —la boca y la faringe— o el auditivo, pero en el caso del útero somos capaces de ver su cuello, una de sus dos partes, que explicaremos con más detalle a continuación. En las revisiones ginecológicas que hacemos a todas las mujeres cada año examinamos esta parte del fondo de la vagina, porque los trastornos derivados de las infecciones, como el papilomavirus, pueden ocasionar problemas graves, y nuestro principal objetivo es prevenirlos con la exploración directa del cuello del útero.

Como he avanzado hace un momento, este órgano está formado por el cuello y el cuerpo. Sin embargo, desde el punto de vista funcional es un solo órgano que no debería tratarse como dos partes diferenciadas (los médicos lo dividen en dos para hacer más sencilla su nominación, su estudio y tratamiento). Está formado por una zona extraabdominal (el cuello) y otra intraabdominal situada en el interior de la cavidad abdominal, dentro de la pelvis (el cuerpo).

El útero está revestido de un epitelio —un tejido de recubrimiento, como la piel o el interior de la boca—. El epitelio que recubre el cuerpo del útero se denomina **endometrio**. El cuello, por su parte, está protegido por un epitelio diferente que llamamos endocérvix. Vamos a concentrarnos primero en el del cuerpo, el endometrio.

1. **El endometrio es un epitelio especial**, ya que cada mes experimenta una serie de cambios dirigidos a una posible gestación. La primera fase se llama proliferativa o folicular y tiene lugar antes de la ovulación. La segunda fase se denomina decidual y ocurre después de la ovulación.

   En la primera fase, el endometrio se hace grueso, para tener un buen lecho donde recibir el embrión, y luego ese lecho se carga de nutrientes para proveer de alimento al embrión durante sus primeros días y semanas de vida. Si la mujer no se queda embarazada, el endometrio tiene una particularidad: la parte más superficial, llamada capa esponjosa, que es la que sufre estos cambios tan marcados, se desprende y queda la que llamamos capa basal, que en el siguiente ciclo menstrual se regenera y vuelve a producir una capa esponjosa que es capaz de proliferar, hacerse más gruesa y llenarse de alimentos para recibir, en caso de embarazo, el **óvulo** fecundado.

Cada mes, el proceso es el mismo: proliferación, decidualización o carga de alimentos y preparación para acoger el embrión y, si esto no ocurre, desprendimiento con la regla. La expulsión va acompañada de cierta cantidad de sangrado, pero básicamente su función es desprender el endometrio para que la mujer pueda volver a prepararse para un posible embarazo el siguiente mes.

2. **El endocérvix**, el epitelio que recubre el cuello, no experimenta tantos cambios. Su función, a diferencia de la del cuerpo, no es acoger el embrión, sino protegerlo. Muchas mujeres ven que el flujo cambia de características; esto se debe a que el cuello produce mayor o menor cantidad durante las distintas fases del ciclo ovárico.

En la primera parte, la fase proliferativa, se vuelve mucho más filante, hace más hilo, como una clara de huevo, y es más abundante durante la ovulación; en cambio, después de esta, el moco se vuelve mucho más espeso. Esto es así porque en la primera fase y durante la ovulación permite el paso de los espermatozoides y en la segunda fase protege, y el paso del cuello se cierra. El cuerpo intenta de alguna manera cuidar el posible embarazo, y lo que hace el epitelio del cuello es crear un moco mucho más espeso y más protector que evita infecciones y también nuevas entradas de espermatozoides.

Aparte del epitelio (interno), el útero tiene también una capa más externa situada en el cuello, de fibra y tejido conectivo, de manera que si la mujer se queda embarazada, se cierra e impide que el embrión caiga, y solo se abrirá en el momento del parto. El cuerpo está compuesto por una capa muscular gruesa, como de unos dos o tres centímetros.

Es un músculo potente con la capacidad de contraerse para ayudar a expulsar los restos del endometrio durante la regla, pero sobre todo de contraerse durante el parto para permitir el paso del bebé.

En resumen, el útero consta del cuello y el cuerpo. Aunque podamos distinguirlos anatómica e incluso funcionalmente, son un solo órgano que trabaja de manera coordinada; es decir, no se puede entender el cuerpo sin el cuello o el cuello sin el cuerpo.

En el siguiente apartado hablaré de las trompas y volveré a hacer mención al endometrio, porque el cuerpo humano es tan maravilloso que no hay ningún órgano que trabaje de manera aislada, todos lo hacen en conjunto y ayudándose unos a otros.

1.1.3 TROMPAS

El tercer órgano que vamos a analizar son las trompas. Son dos, una a la derecha y otra a la izquierda, y su función es comunicar el útero con el ovario.

¿Qué hacen exactamente? Son dos tubos y, como ves en la ilustración, tienen tres porciones:

1. La más cercana al útero, que transcurre por dentro de la pared uterina, se denomina porción intramural.

2. La porción central o ístmica.

3. La porción final, que se abre en forma de embudo y que está cerca del ovario. Esta última también recibe el nombre de porción ampular por su forma de ampolla o embudo.

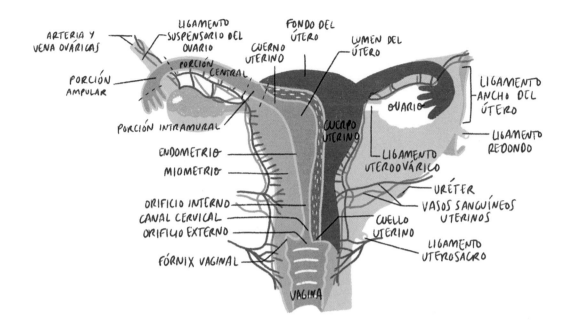

Como puedes comprobar en el dibujo, esta porción ampular tiene una especie de tentáculos que permiten a la trompa abrazar el ovario. Esto es así porque, a la hora de la ovulación, el ovario segrega una serie de sustancias que la trompa reconoce y, como consecuencia, la porción ampular de la trompa se mueve y se coloca justo encima del ovario mediante esos tentáculos, como si estuviese recubriendo la zona por la que va a salir el óvulo. Porque, en realidad, la función de la trompa es permitir que el espermatozoide llegue hasta la porción ampular. De este modo, cuando salga el óvulo, este estará al alcance de los espermatozoides y estos no se repartirán por la cavidad abdominal, sino que se quedarán justo en la parte donde efectivamente se encuentra el óvulo, ya que su función es fecundarlo.

La fecundación, es decir, cuando un espermatozoide penetra un óvulo, tiene lugar justo en la porción ampular de la trompa.

La trompa, como decíamos antes, es una tubería especializada recubierta por unas células especiales que tienen una especie de pelitos llamadas cilios que se mueven como las olas en el mar o las mieses en los campos de trigo. Gracias a ese movimiento ondulatorio, el recorrido hasta el óvulo es más fácil para los espermatozoides, los cuales tienen una colita que les permite moverse y llegar hasta él y, de alguna manera, los pelitos de la trompa los dirigen por el camino adecuado.

La trompa también tiene otra función. Una vez fecundado el óvulo, esto es, el embrión, la trompa lo dirige hacia el útero con movimientos ondulatorios. El embrión no tiene patitas, no camina, pero es transportado desde la porción ampular hasta el interior del útero por los tejidos que recubren la trompa. Si esta pierde esa función de tubo debido a una infección o a algún otro problema —por ejemplo, si se tapona— y no permite el paso o la circulación de los espermatozoides y del embrión, a la mujer le costará quedarse embarazada. Por otra parte, la trompa también se puede llenar de líquido que puede ser tóxico para espermatozoides y embriones, lo que asimismo dificulta la fecundación. Y si ese tejido interior, esas células con cilios o pelitos, se lesiona, aunque la trompa no se tapone, no podrá realizar el movimiento que marca la dirección a los espermatozoides y transporta el óvulo. Si estas células no están bien, tampoco lo están estos pelitos, así que puede suceder que los espermatozoides no lleguen hasta el óvulo o que el embrión no consiga hacer de forma óptima su recorrido desde la porción ampular hasta el útero y acabe implantándose en la trompa, dando lugar a un embarazo ectópico; esto es, un embarazo fuera de lugar que no solo no es viable, sino que, si no se diagnostica a tiempo, puede poner en peligro la salud e incluso la vida de la mujer.

Por tanto, la correcta función de las trompas es primordial para que la mujer consiga quedarse embarazada.

CORTE DE UN OVARIO

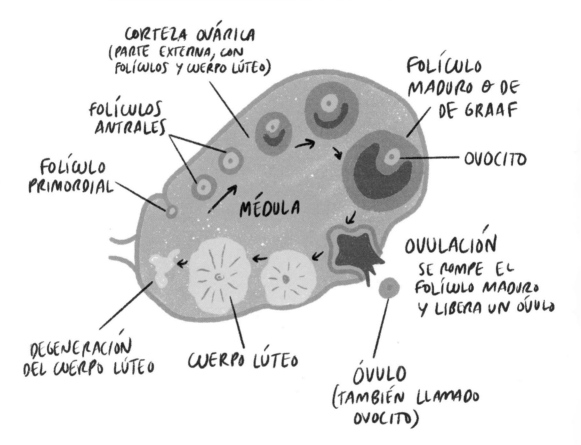

CORTEZA OVÁRICA
(PARTE EXTERNA, CON
FOLÍCULOS Y CUERPO LÚTEO)

FOLÍCULO
MADURO O DE
DE GRAAF

FOLÍCULOS
ANTRALES

FOLÍCULO
PRIMORDIAL

MÉDULA

OVOCITO

OVULACIÓN
SE ROMPE EL
FOLÍCULO MADURO
Y LIBERA UN ÓVULO

DEGENERACIÓN
DEL CUERPO LÚTEO

CUERPO LÚTEO

ÓVULO
(TAMBIÉN LLAMADO
OVOCITO)

El último órgano del que debemos hablar probablemente es el más importante en la función reproductora: los ovarios. Aunque anatómicamente son dos, funcionan como un solo órgano. No les ocurre como a los riñones que, si perdemos uno, el otro se hace más grande para compensar la pérdida.

Los ovarios tienen un papel fundamental en el sistema reproductor porque segregan y contienen los óvulos que la mujer va a utilizar a lo largo de su vida para quedarse embarazada y, además, es el órgano que segrega las hormonas que hacen que esta se desarrolle y pueda concebir... Cuando cesan su función, la mujer entra en la menopausia y experimenta los síntomas asociados al climaterio, que es el periodo en que vive sin función ovárica.

Es importante saber que todos los óvulos que tiene una mujer están ya presentes desde el nacimiento y que los va perdiendo a lo largo de su vida.

Se calcula que el momento de máxima riqueza en óvulos es cuando la mujer aún no ha nacido, cuando se encuentra en el vientre de la madre, más o menos en la mitad de su gestación. A partir de ese instante empieza a perder óvulos de manera constante; eso sí, a ritmos diferentes con el paso de los años. Al principio, es más lento, pero cuando llega a la pubertad y tiene la regla, la pérdida se produce a un ritmo mucho más rápido. Los óvulos se pierden a la misma velocidad en cada ovario, independientemente de que haya uno o dos. El que falte un ovario no va a hacer que los óvulos del otro se pierdan más rápido. Siguen perdiéndose al mismo ritmo que se perdían cuando había dos. Por lo tanto, la menopausia no se adelanta.

1. Los ovarios tienen una capa externa, el **epitelio germinal**, donde están contenidos todos los óvulos. Esta desempeña la parte importante, la parte funcional. Imagina el ovario como una naranja; pues bien, en la piel es donde estaría todo lo relacionado con el funcionamiento de los ovarios y de los óvulos: su maduración, la fabricación de hormonas, etc.

2. La parte interna, el **estroma**, donde se encuentran los vasos sanguíneos y las estructuras que hacen posible que esa corteza funcione de manera adecuada. Es la que mantiene los órganos que hacen que los óvulos puedan seguir funcionando.

Los óvulos, tal como hemos señalado, están en el epitelio germinal, dentro de lo que llamamos **folículos**. Los folículos, que explicaremos con más detalle más adelante cuando hablemos sobre el funcionamiento de los órganos genitales, son los que cada mes experimentan un proceso de modificaciones para que los óvulos maduren y puedan ser fecundados. Cuando expliquemos cómo funcionan, verás que es maravilloso.

Es importante recordar que el ovario tiene una forma ovoide, como la de un huevo, y que cuelga, literalmente, por uno de sus extremos de la pared interna del abdomen. Esta estructura se denomina ligamento ovárico o ligamento infundíbulo-pélvico. Por el interior de ese ligamento es por donde le llegan al ovario las arterias y las venas. Cuando, en ocasiones, esas arterias y venas se lesionan, la función del ovario se ve afectada.

1.2 CICLO MENSTRUAL

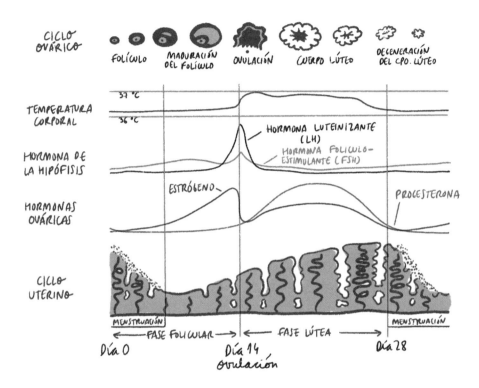

Hemos descrito cómo es el aparato genital femenino y ahora vamos a explicar cómo funciona.

Podríamos decir que es una especie de orquesta bajo la dirección de un órgano que está íntimamente ligado con ella, pero que se halla fuera, igual que un director se mantiene al frente de la orquesta sin integrarse de manera completa. Este órgano rector es la **hipófisis**. Es una glándula que se encuentra en el cerebro y tiene mucha relación e influencia con la corteza cerebral y con otras partes cerebrales, como las que rigen las emociones. La hipófisis y el **hipotálamo**, otra glándula que está en el cerebro, son las encargadas de hacer funcionar el aparato genital.

El ovario, que tal como hemos señalado es el órgano principal del aparato genital, fabrica las hormonas femeninas: el **estrógeno** y la **progesterona**. Siguiendo el ejemplo de la orquesta, el ovario sería como el primer violín: actúa bajo las órdenes de la directora, la hipófisis, que a su vez segrega la **hormona foliculoestimulante (FSH)** y la **hormona luteoestimulante** o **luteotropa (LH)**, que son las que garantizan que el conjunto del aparato genital funcione de manera armoniosa e integral. En la ilustración anterior puedes ver cómo la secreción de la hormona FSH al principio del ciclo por parte de la directora de orquesta (la hipófisis) hace que el ovario empiece a segregar estrógenos, los cuales, junto con la progesterona, estimulan el crecimiento de la parte del útero que acogerá el embrión: el endometrio.

Cuando la cantidad de estradiol, que es el estrógeno más importante, en sangre llega a cierto nivel, la producción de FSH disminuye porque la hipófisis detecta que el ovario ya se ha puesto en marcha y está preparado para ovular, así que segrega un pico de LH, que es la hormona encargada de provocar la ovulación.

Una vez que se produce la ovulación, en el ovario ocurren una serie de fenómenos que hacen que se deje de fabricar estrógenos mayoritariamente y se pase a fabricar gestágenos, otro tipo de hormona femenina, sobre todo progesterona, que es la hormona por excelencia del embarazo. (Si prestamos atención, vemos que su nombre nos indica que está muy a favor de la gestación). Y justo cuando la hipófisis detecta que se ha producido la ovulación, los niveles de LH bajan otra vez y se siguen elevando los de progesterona porque el ovario ya la está fabricando (más adelante profundizaremos un poco más en lo que pasa en el ovario). Esa secreción aumentada de progesterona hace que el útero se prepare para acoger el embrión. En caso de embarazo, se segregará progesterona durante unas semanas más, pero si la mujer no se ha quedado embarazada, los niveles de progesterona y de estradiol volverán a bajar hasta alcanzar las cantidades presentes al comienzo del ciclo. Entonces, la mujer tendrá una regla porque no se ha podido mantener el endometrio. Cuando el embarazo no se produce, la secreción de progesterona se inhibe y el endometrio se desprende para poder volver a preparar un siguiente ciclo.

En la ilustración anterior se aprecian de forma muy clara estos cambios hormonales. Pero vamos a fijarnos en la parte inferior de la imagen. En una orquesta, cada músico tiene que interpretar su parte de la partitura de manera perfecta para que la obra salga bien, de lo contrario, el objetivo, que es que el público disfrute, no se cumple. Del mismo modo, si los órganos del aparato reproductor no actúan de manera perfecta y coordinada, el objetivo, que es el embarazo, no se cumple. Pues bien, en la parte inferior de la ilustración podemos ver cómo el endometrio se va preparando y va experimentando una serie de cambios a lo largo del ciclo. Los estrógenos del ovario hacen que el endometrio aumente de tamaño y de espesor, y cuando alcanza el tamaño suficiente, gracias a la progesterona, se llena de sustancias alimenticias para que, en el caso de que se produzca el embarazo, es decir, la implantación del embrión, este esté protegido y pueda mantenerse y vivir durante los primeros días y semanas hasta que se forme la placenta.

1.2.1 CRECIMIENTO FOLICULAR

Vamos a seguir con la descripción del ciclo ovárico para entender qué es lo que pasa en el cuerpo de la mujer cada mes.

Como apuntábamos, mientras que el testículo fabrica espermatozoides durante toda la vida del hombre, el ovario fabrica todos los óvulos que va a tener una mujer durante sus primeras veinte-veintidós semanas de vida, cuando aún es un feto en el vientre de su madre, y entonces la fabricación se detiene para siempre. Así pues, el número de óvulos es grande, pero finito. A partir de ese instante, la cantidad de óvulos va disminuyendo. Al principio, cuando aún es un feto, es algo que ocurre lentamente. Cuando la niña nace, la pérdida es un poco más rápida y luego, con los primeros ciclos mensuales, la pérdida se acelera. En la pubertad de la mujer, la hipófisis, que estaba dormida, se despierta y da la orden de que el ciclo comience.

Cuando, al aumentar la secreción de la FSH, la hipófisis da la orden de que el ovario empiece a funcionar, lo que ocurre es que unos cuantos óvulos, que están dentro de los folículos, comienzan a crecer y a segregar sustancias que, por un lado, les van a permitir seguir desarrollándose y, por otro, competir con sus compañeros, de tal manera que van a inhibir el crecimiento de otros óvulos para favorecer el suyo propio. Por tanto, se establece una lucha en la que, al final de cada ciclo, solo uno de esos óvulos (en algunos casos muy esporádicos pueden ser dos) alcanza el grado de maduración máxima. Al mismo tiempo que los óvulos maduran, los folículos que los contienen crecen. Lo podemos ver en la ilustración del ovario, donde apreciamos que uno de los folículos ha ido creciendo y ha llegado al estadio de máxima maduración, denominado **folículo De Graaf**, que es el que contiene al óvulo maduro que se va a liberar con la ovulación y a ponerse a disposición de los espermatozoides, si es que los hay.

Recuerda que decíamos que, aunque anatómicamente haya dos ovarios, desde el punto de vista funcional es como si hubiese uno solo. El crecimiento folicular y el proceso de ovulación tienen lugar en el interior de los dos ovarios. Es decir, hay folículos que de manera aleatoria se ponen en marcha en ambos; no funcionan más en uno que en otro. Si cada ovario gasta hipotéticamente veinte folículos cada mes, aunque a la mujer le quitaran uno, seguiría gastando veinte óvulos cada mes, así que la menopausia no se le adelantaría. El proceso de maduración del óvulo y la secreción de hormonas ocurren en el interior del folículo porque este está revestido de unas células que la FSH ha puesto en marcha, y estas son las que segregan estrógenos, sobre todo estradiol, que es el estrógeno principal.

1.2.2 OVULACIÓN

Algo muy curioso en el funcionamiento del ovario en relación con la ovulación es cómo se seleccionan los óvulos que van a ponerse en marcha cada mes para poder madurar y que uno de ellos ovule.

Como vemos en la ilustración que explica cómo funciona el ovario, los óvulos están en diferentes fases evolutivas. La gran mayoría está en una fase muy inicial del desarrollo. Al principio del ciclo, unos cuantos son preseleccionados mediante un mecanismo que no acabamos de comprender. Luego los preseleccionados pasan a la fase que denominamos de **folículo antral** y es entonces cuando asistimos al casting de los óvulos que van a pasar la selección final de cada mes, los que van a ser expuestos a los mecanismos de maduración y ovulación. Para esta fase final, el ovario elige los mejores óvulos de entre los preseleccionados. Si la calidad media es de ocho, seleccionará aquellos que tengan la calidad más alta.

De esos cuarenta o cincuenta óvulos que pasan ese casting, solo uno va a ovular y madurar del todo. Todos los demás desaparecen, no se quedan a modo de reserva. Cada mes el ovario pierde un número significativo de sus mejores óvulos, así que, con el paso de los años, va perdiendo los de mejor calidad. Esto no quiere decir que los que quedan sean malos, sino que son de peor calidad que los que han desaparecido.

No obstante, sí es verdad que cuando una mujer tiene cuarenta años o más, es muy probable que la calidad de los óvulos que le quedan sí sea mala. Eso explica que, a partir de los treinta y cinco, a las mujeres les cueste más quedarse embarazadas. Algo que se complica aún más si existen problemas añadidos y tienen que recurrir a la asistencia médica para procrear. Como consecuencia de esta baja calidad de los óvulos, estas mujeres tienen ciclos irregulares, sangran mucho y el riesgo de malformación en el feto y de problemas cromosómicos es mayor.

1.2.3 FASE FOLICULAR Y FASE LÚTEA

¿Qué pasa cuando se ovula? La hipófisis detecta que hay un folículo maduro preparado para la ovulación y segrega LH, que tiene un efecto doble maravilloso. Por un lado, provoca la ruptura del folículo para que salga el óvulo y este vaya al interior de la parte ampular de la trompa, la que tiene forma de embudo y recubre la parte del ovario por donde va a salir el óvulo para que este no se pierda y llegue directamente a la trompa. Y, por otro lado, induce un cambio trascendental en las células del folículo: da lugar a lo que llamamos **luteinización folicular** de estas células. Las células de folículo, que antes llamábamos células de la granulosa, cambian su estructura y función y se transforman en lo que llamamos células de la teca. De repente, sufren una metamorfosis importantísima, ya que dejan de segregar estrógenos (o lo hacen en muy poca cantidad) y empiezan a segregar grandes niveles de progesterona, que van a hacer que el endometrio (recuerda que, gracias a los estrógenos, este aumenta de tamaño y espesor) sea más protector y tenga más alimentos para albergar un embrión para que este pueda sobrevivir. Esta primera fase del ciclo se llama **fase folicular**.

La segunda fase del ciclo es la **fase lútea**.

Una cosa curiosa e importante es que cuando a la mujer se le alarga el ciclo, esto se debe siempre al alargamiento de la fase folicular. Una vez que la mujer ovula, la fase lútea tiene, en general, una duración fija de catorce días.

En un ciclo de veintiocho días, la ovulación sucede en el día catorce, esto es, catorce días antes de la regla. Si el ciclo se alarga hasta los cuarenta días, la fase lútea sigue durando catorce, lo que significa que la ovulación se produce a los veinticinco días.

En cambio, si el ciclo se acorta, la fase lútea es fija y el ciclo dura veinte días, la ovulación sucederá muy pronto, al quinto o sexto. Cuando se estiman los días fértiles de la mujer, hay que calcular los días de ovulación, y esto es posible hacerlo cuando el ciclo tiene una duración más o menos fija. Si siempre dura lo mismo, se ovula el mismo día, catorce días antes de la regla.

La gran cuestión para calcular los días fértiles es que estos son siempre alrededor de la ovulación. Así que es importante tenerlo en cuenta cuando la mujer tiene ciclos irregulares o de duraciones distintas.

El óvulo vive dos o tres días, al igual que los espermatozoides, de modo que si una mujer tiene relaciones sexuales un par de días antes de la ovulación, cuando salga el óvulo se encontrará aún con espermatozoides viables. Si se mantienen relaciones muchos días después de la ovulación, la posibilidad de embarazo es prácticamente nula. Por eso se dice que la ventana de fertilidad de la mujer es en torno a dos o tres días antes y dos o tres días después de la ovulación, cosa que viene a ser una semana al mes.

1.3 HORMONAS FEMENINAS (Y LA IMPORTANCIA DEL CÓRTEX CEREBRAL)

Como vemos, el sistema reproductor femenino es una gran sinfonía, una obra coordinada en la que todos los actores se comunican entre sí y realizan de manera precisa la función para la que están diseñados. Las sustancias responsables de la comunicación entre los órganos y de dar la orden última de que cada uno lleva a cabo la función para la que está diseñado son las hormonas.

Vamos a repasar las diferentes hormonas implicadas en el proceso reproductivo de la mujer y vamos a hacerlo de manera anatómica, o sea, empezaremos por el hipotálamo y acabaremos en el ovario.

a) El hipotálamo es una zona del cerebro muy conectada funcionalmente con el córtex cerebral y situada muy cerca de la hipófisis, ya que se encarga de hacerla trabajar. Este segrega una hormona llamada **factor liberador de las gonadotropinas** que, molecularmente, es muy pequeña, pero que tiene una característica muy importante: su secreción, su síntesis, se realiza a pulsos. No ocurre de manera continuada durante todo el día, sino que hay momentos en los que el hipotálamo produce una pequeña secreción y luego otra; es decir, cada cierto tiempo produce un poco de esta hormona. No está continuamente librándose en la sangre. La función del factor liberador de gonadotropinas es hacer que la hipófisis segregue dos hormonas muy importantes:

> **1.** la foliculoestimulante (FSH)
> **2.** la luteotropa (LH)

La foliculoestimulante se encarga de que el ovario empiece a funcionar al principio del ciclo, que reclute algunos folículos para que los óvulos entren en esa competición que cada mes se produce en el ovario y que uno de ellos alcance la ovulación. Finalmente, cuando un óvulo haya conseguido llegar a la fase de maduración completa, la hormona luteotropa indica cuál es el momento de la ovulación.

b) La **prolactina** es una hormona que segrega directamente la hipófisis y no guarda relación con el hipotálamo. Su función es estimular la secreción de leche tras el parto. Es importante también porque después de dar a luz no es bueno que la mujer vuelva a quedar embarazada y lo que hace esta hormona, aparte de segregar leche, es impedir la ovulación. Por lo tanto, si por circunstancias patológicas, no durante la fase de lactancia, sino durante cualquier otro momento de la vida de la mujer, se incrementa la prolactina, se experimentan dificultades para ovular y las funciones reproductivas pueden verse afectadas.

c) El **tiroides** también desempeña un papel en la reproducción. Es una glándula que segrega hormonas y tiene que ver con la hipófisis. No está directamente relacionada con la reproducción, pero sí con la coordinación y estimulación general de las funciones del cuerpo, de tal manera que un déficit o un exceso de la función del tiroides puede influir también de manera indirecta en el proceso reproductivo, ya que puede dificultar el embarazo o hacer que el embrión no se desarrolle de manera adecuada.

d) En el ovario, el siguiente nivel, se producen dos tipos de hormonas en el interior del folículo. En el folículo no solo está el óvulo, sino también las llamadas células de la granulosa que, por efecto de la luteotropa, crecen y se convierten en las células de la teca. La hormona foliculoestimulante permite que las células de la granulosa segreguen estrógenos, y esta secreción se incrementa de manera progresiva durante la fase de crecimiento del folículo, que es exactamente paralelo a la maduración del óvulo y viceversa. Hasta que llega un momento en que esta misma **secreción hormonal**, este mismo nivel de estrógenos, inhibe la secreción de FSH para impedir que más óvulos empiecen su proceso de crecimiento y maduración. Cuando el nivel de estrógenos llega a su punto más alto, el óvulo ha madurado y el folículo ha crecido y, por tanto, se puede producir la ovulación. Estos niveles crecientes de estrógenos hacen que la hipófisis segregue la hormona luteoestimulante, o luteotropa, para que, por un lado, finalmente se produzca la ovulación y, por otro, las células de granulosa se conviertan en células de la teca y segreguen progesterona, que va a complementar otra función de los estrógenos, del estradiol, que es que la parte interna del endometrio vaya creciendo, espesándose y llenándose de alimento, de azúcar. Si el embarazo se produce, el mismo endometrio será capaz de alimentar ese embrión en las primeras semanas de su desarrollo.

e) Existen otras hormonas que pueden influir y que no son tan importantes: los **andrógenos**. Son hormonas masculinas, pero las mujeres también las segregan, del mismo modo que los hombres producen estrógenos y progesterona en pequeñas cantidades. Los hombres segregan bastantes andrógenos, sobre todo en los testículos, y sus funciones son completamente diferentes a los estrógenos en las mujeres. Lo que hacen los andrógenos, como la testosterona, la principal hormona masculina, es hacer que el espermatozoide madure. También tienen funciones secundarias, como la aparición de los caracteres sexuales en el hombre y la regulación del deseo sexual.

1.4 RESERVA OVÁRICA

Este es un concepto relativamente nuevo. Hace pocos años que los ginecólogos lo manejamos y se acuñó cuando fue posible desarrollar la fecundación *in vitro* o FIV. Se descubrió entonces que la reserva ovárica tiene mucho que ver con la respuesta de una mujer a la estimulación para un ciclo de fecundación *in vitro*.

¿Qué es la reserva ovárica? Entendemos por reserva ovárica la cantidad de óvulos que le quedan a una mujer (recuerda que solo los fabrica en el útero de su madre y que, cuando alcanza la menopausia, su reserva se ha agotado).

Este dato se puede evaluar, esto es, se puede hacer un cálculo aproximado (nunca exacto) de la reserva, para el que se utilizan determinaciones hormonales o evaluaciones ecográficas. Es muy importante saber que el descenso del número de óvulos curiosamente no se produce de manera aleatoria. No se pierden porque sí, sino que, como ya hemos dicho, al principio del ciclo unos cuantos óvulos en el interior de los folículos se ponen en marcha para que ese mes uno de ellos alcance el grado de maduración máxima, ovule y se exponga a ser fecundado por un espermatozoide a fin de conseguir un embarazo. Lo que pasa es que, como hemos visto también, esto lo consiguen los de más calidad, los más potentes, que responden a niveles bajos de FSH.

Cuando una mujer tiene veinte años, la gran mayoría de sus óvulos son de mucha calidad, pero los que le quedan a los cuarenta ya no lo son tanto, y a los cuarenta y cinco, solo conserva los de peor calidad. Por esta razón, a partir de los treinta y cinco o treinta y ocho años a las mujeres les cuesta más quedarse embarazadas; tienen más trastornos en los ciclos; reglas más irregulares o abundantes; ciclos más largos; un riesgo mayor de sufrir abortos; si se quedan embarazadas, sus hijos pueden presentar deficiencias cromosómicas o anomalías genéticas... De modo que vamos a introducir dos conceptos diferentes: la cantidad de óvulos y la calidad de los óvulos.

1. La cantidad de óvulos que le quedan a una mujer, la reserva ovárica, se puede medir, lo que es muy importante porque nos permite predecir la respuesta de esa mujer a una fecundación *in vitro*, a la estimulación necesaria para ella. La cantidad se mide mediante dos técnicas muy

sencillas: un análisis de sangre en el que determinamos la hormona antimülleriana y si sus niveles son adecuados o no, lo que nos permite predecir si la respuesta de crecimiento folicular va a ser buena o mala. La otra manera es haciendo el recuento de folículos antrales; es decir, contando los folículos que vemos cuando hacemos una ecografía, sobre todo al principio de un ciclo. Los folículos que tiene el ovario son los que se están preparando para el siguiente ciclo.

Con estas dos técnicas, solo somos capaces de valorar la capacidad de respuesta a la fecundación *in vitro* de la mujer. Con una hormona antimülleriana alta, puede presentar otros problemas y tener dificultades para quedarse embarazada. Con una antimülleriana baja, puede quedarse embarazada de manera espontánea si no tiene alguna otra patología más. Su único inconveniente será que, si hace una fecundación *in vitro*, quizá no responda a esta e invierta esfuerzo y dinero sin que se produzca el crecimiento de óvulos necesario para que esta se lleve a cabo. Sin embargo, esto no implica que no se pueda quedar embarazada o que tenga la menopausia antes de lo normal. Lo único que predice la hormona antimülleriana es la posibilidad de tener una buena respuesta a la estimulación hormonal que hacemos para hacer una fecundación *in vitro*, solo eso. Los niveles de hormona antimülleriana no son indicativos ni de la capacidad de embarazarse de una mujer ni de la de quedarse menopáusica antes de la edad prevista.

2. Por otra parte, no podemos evaluar de manera adecuada la calidad de los óvulos, porque eso tiene que ver mucho con la edad. No contamos con otros parámetros diferentes para determinarla.

La primera piedra en el camino fue el resultado de la hormona antimülleriana. A mis treinta y dos años no la tenía demasiado alta y tampoco tenía muchos folículos. Hacía un año me había planteado congelar óvulos, pero por pereza, acabé no haciéndolo... En ese momento no podía estar más arrepentida. **ELENA**

1.5   FECUNDACIÓN E IMPLANTACIÓN EMBRIONARIA

El embarazo empieza con la implantación, es decir, cuando el embrión fecundado se aloja en el útero y echa raíces. Pero esto no es un hecho puntual, sino parte de un proceso que empieza antes, con la ovulación y la fecundación. Como hemos dicho, la ovulación no es más que la salida del óvulo una vez que el folículo maduro se rompe. Este óvulo sale a la trompa como consecuencia del efecto de algunas sustancias que segrega parte del folículo en la trompa.

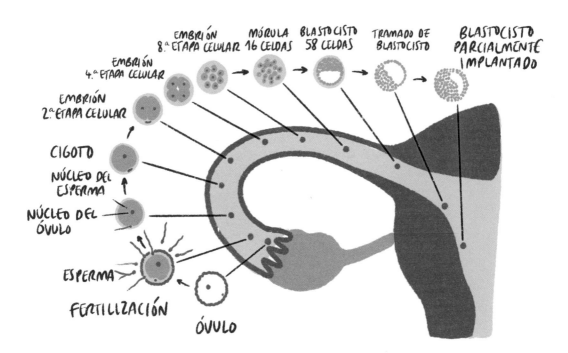

DESARROLLO HUMANO TEMPRANO EN EL OVIDUCTO, FERTILIZACIÓN Y ESCISIÓN DEL CIGOTO

Cuando la mujer tiene relaciones sexuales, poco tiempo después de la eyaculación masculina en la vagina, entre medio minuto y un minuto, un buen número de espermatozoides ya se encuentran en las trompas de Falopio. Las hormonas que se segregan antes, durante y después de la ovulación hacen que el útero tenga pequeñas contracciones que ayudan a los espermatozoides a dirigirse hacia la trompa adecuada, y no hacia la incorrecta. Esto es importante. Si estos se dirigiesen de forma aleatoria a las dos trompas, las posibilidades de fecundación serían menores que encaminándose en su mayoría a donde se encuentra el óvulo. Gracias a la acción de las hormonas ováricas, que provocan pequeños movimientos o contracciones del útero y de la trompa adecuada, gran parte de los espermatozoides logran llegar al extremo ampular. Una vez allí, se produce la fecundación.

En la fecundación entran en juego dos células, el óvulo y el espermatozoide. Cada una de ellas tiene la mitad del número normal de cromosomas que presenta una célula. Así que, si cada una tiene cuarenta y seis cromosomas, los espermatozoides tienen veintitrés y los óvulos, otros veintitrés. Cuando ambos fusionan sus núcleos, forman una única célula de cuarenta y seis cromosomas, como las del resto del organismo humano. Asistimos, por tanto, a la mezcla de cromosomas del padre y de la madre de un nuevo ser, cuyo sexo va a depender del cromosoma X o Y que aporte el espermatozoide. Las personas tenemos cuarenta y cuatro cromosomas que se encargan de las funciones generales del cuerpo y dos cromosomas sexuales, X o Y, que marcan el sexo. Las mujeres son XX y los hombres, XY. Los espermatozoides, con solo veintitrés cromosomas, solo heredan un cromosoma X o un cromosoma Y, mientras que los óvulos tienen veintitrés cromosomas en total. De ellos, uno es siempre X.

Una vez que se produce la fecundación, el embrión empieza a dividirse. Primero es una sola célula, después se divide en dos, cuatro, ocho... Se calcula que, aproximadamente en el tercer día de la fecundación, el óvulo ya tiene ocho células y que el cuarto día se ha convertido en una bola de células, que llamamos mórula, y estas siguen dividiéndose hasta que al quinto día forma una masa celular mucho más grande, el blasto-cisto. Este proceso ocurre en los días en que el embrión «camina» por la trompa, que no es un «caminar» espontáneo del embrión, sino una consecuencia de los movimientos de las células del interior de la trompa que, con la ayuda de una especie de cilios, lo empujan hacia el útero. Al cabo de cinco días el embrión, llega al útero en la fase de blastocisto.

En el útero, el embrión sigue dividiéndose dos o tres días más hasta que se produce la implantación.

La implantación no es más que la anidación —cuando el óvulo se entierra en el endometrio—, que para entonces se ha convertido en una capa gruesa y muy alimenticia. Aquí es donde va a empezar a crecer realmente. Esto es determinante para que el embarazo continúe. Si no hay implantación, el embarazo no sigue adelante. De hecho, muchos médicos consideramos que el embarazo empieza a partir de la implantación y no antes, con la fecundación.

El embrión implantado va a continuar dividiéndose y va a segregar una hormona específica del embarazo: la **hormona gonadotropina coriónica** u hormona del embarazo, que es la que hace que el ovario siga produciendo progesterona en las primeras fases de este estado. La progesterona permite que el útero se mantenga relajado, no tenga contracciones, no pierda esa capa alimenticia que está nutriendo al embrión mientras se forma la placenta, cosa que empieza a ocurrir entre las semanas seis y ocho. Hasta entonces, el embrión se nutre con las células ricas en alimento del endometrio. La mujer no tiene la regla porque el ovario no deja de secretar progesterona debido a la liberación de la hormona gonadotropina coriónica de algunas células especializadas del embrión, que van a contribuir a su propia existencia.

Esta secreción de hormonas empieza justo después de la fecundación, y, con las técnicas actuales, a partir de más o menos el noveno o décimo día de la fecundación ya se puede determinar en sangre si la mujer está embarazada, incluso antes de la falta de menstruación. Gracias a la hipersecreción de progesterona que provoca la hormona gonadotropina coriónica, el endometrio se transforma aún más: deja de ser un endometrio y pasa a llamarse **decidua**.

Es muy importante que haya una buena comunicación entre el ovario y el útero, puesto que la acción conjunta de ambos consigue que el embarazo sea viable. En caso de que no se produzca la implantación, la segunda fase del ciclo, la fase lútea, se interrumpe más o menos a los catorce días. Como la gonadotropina coriónica no ha entrado en acción, el ovario deja de segregar progesterona y ello hace que el endometrio se desprenda con la regla y empiece así un nuevo ciclo.

1.6 ¿Y LOS HOMBRES?

1.6.1 ANATOMÍA MASCULINA

Vamos a hablar de la anatomía de los genitales masculinos. La principal diferencia, aunque haya muchas, es que prácticamente todo el aparato genital masculino está en el exterior del cuerpo: el pene, los testículos, los conductos deferentes, etc. En la mujer, en cambio, el aparato genital está prácticamente todo en el interior.

¿Por qué es así? Porque los espermatozoides necesitan para su desarrollo una temperatura ligeramente menor a la del interior del cuerpo. Las temperaturas normales de este, unos 35 o 36 °C, serían nocivas para los espermatozoides y eso haría que la calidad del semen disminuyera.

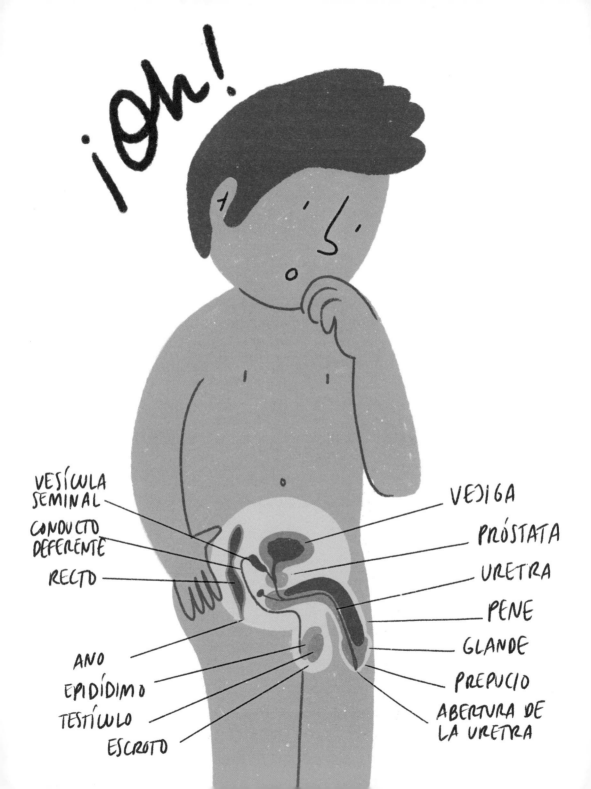

¿Cómo es la anatomía del hombre? Las partes que mejor conocemos porque son las que mejor vemos son:

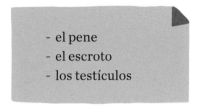

- el pene
- el escroto
- los testículos

El pene es un órgano que tiene capacidad eréctil. Está formado por lo que llamamos cuerpos cavernosos y cuerpos esponjosos. Cuando se llenan de sangre, el pene, que mide entre cinco y siete centímetros en estado flácido, puede llegar los quince o veinte en estado erecto. Esta capacidad de erección varía entre unos hombres y otros. Desde el punto de vista evolutivo, lo importante es alcanzar un cierto grado de dureza para poder penetrar la vagina y eyacular. El extremo del pene, el glande, su parte más sensible y algo más gruesa, está recubierto por una piel que se llama prepucio. En ocasiones, este no permite la salida del glande, por lo que hay que operar para que el hombre pueda tener relaciones sexuales.

Y por debajo del pene está el escroto, la bolsa de piel donde se alojan los testículos, arrugada y cubierta de vello púbico.

Los testículos son dos glándulas con forma de huevo. Son los equivalentes masculinos a los ovarios, los encargados de producir sobre todo testosterona. Los equivalentes en el hombre a las células de la granulosa y de la teca de la mujer son las **células de Leydig** y las **de Sertoli**. A través de un conducto, que es muy largo y tiene diversas partes, los testículos producen **espermatozoides** inmaduros. Estos emigran hacia una estructura tubular, el **epidídimo**, donde se acumulan para madurar antes de eyacular. Desde aquí, este conducto sigue y se llama conducto deferente, que es el que se corta en una **vasectomía**. Lo que hace es transportar y conectar el epidídimo, donde se encuentran los espermatozoides, con las vesículas seminales que están cerca de la próstata, debajo de la vejiga. Aquí es donde se produce el semen, que es el fluido por el que viajan los espermatozoides.

La próstata es una glándula que produce más líquido que ayuda a los espermatozoides a moverse. En su interior convergen la parte del conducto que viene de la vejiga y que transporta la orina y este conducto deferente, que viene de las vesículas seminales, transporta los espermatozoides y produce un líquido que los ayude a moverse.

Finalmente, las glándulas de Cooper, ubicadas debajo de la próstata, fabrican un líquido preeyaculatorio que segregan justo antes de la eyaculación y que favorece el paso del semen por la uretra. Algunas veces puede arrastrar espermatozoides si quedan en ella, incluso antes de la eyaculación. La uretra es el final del conducto y atraviesa el interior del pene. Es por donde se expulsa tanto la orina como el semen.

1.6.2 FORMACIÓN Y MADURACIÓN DEL ESPERMATOZOIDE

Vamos a intentar explicar brevemente cómo se forman los espermatozoides.

Dentro de los testículos existen unos tubos largos que ocupan todo el testículo: los **túbulos seminíferos**. Las células que los recubren son precursoras de los espermatozoides, ya que, cuando maduran, dan lugar a estos. Las células de Sertoli sostienen y alimentan a las células precursoras, mientras que las de Leydig producen las hormonas masculinas, entre ellas la testosterona. Se podría decir que, aunque no son totalmente equivalentes, en el hombre existen dos células, como en el ovario las de la granulosa y las de la teca.

El proceso de formación de los espermatozoides dura más o menos dos meses y medio, desde las fases más iniciales hasta que maduran para ser capaces de fecundar un óvulo. Desde el tubo seminífero, los espermatozoides viajan a través de los conductos deferentes hasta el epidídimo, donde se almacenan y acaban de madurar y una vez finalizado el proceso de maduración, permanecen en la **vesícula seminal**, donde esperan hasta la eyaculación.

Para que este proceso de producción y maduración funcione, los espermatozoides necesitan estar a una temperatura más baja que la del interior del cuerpo. Por ese motivo los testículos están fuera, para que su temperatura sea, más o menos, un grado inferior a la del cuerpo. Así, para mantener ese grado de diferencia, en verano, cuando hace mucho calor, el escroto se relaja y los testículos se alejan del cuerpo, mientras que en invierno, cuando hace frío, el escroto se arruga y los testículos se acercan a este.

Luego, una vez que han madurado, tienen que sufrir un proceso para ser capaces de fecundar un óvulo. Ese proceso se llama capacitación y tiene lugar de forma natural después de la eyaculación en el interior del aparato genital de la mujer. Resumiendo, los espermatozoides maduran en el testículo y en el epidídimo acaban de desarrollarse y adquirir la capacidad de movimiento para alcanzar su objetivo: el óvulo. Pero alcanzan su capacidad de penetrar en el óvulo después de la eyaculación en un proceso que se imita en los procesos de reproducción asistida.

1.7 CÓMO PREPARARSE PARA EL EMBARAZO

Muchas personas, al cumplir una edad determinada, por culpa de la presión social o, en el caso de las mujeres, por su reloj biológico, se sienten «obligadas» a ser madres o padres sin que emocionalmente sea el momento adecuado para ellas y ellos. Ser madre o padre significa asumir muchas obligaciones y preocupaciones y también, por supuesto, experimentar muchísima felicidad. Tiene que ser una decisión sentida y hay que intentar preparar el cuerpo de la mejor manera posible.

El bebé estará mucho más sano y las complicaciones serán mucho menores si la mujer está bien preparada y se encuentra en un buen momento para llevar adelante con éxito el embarazo. Deberá hacer una serie de cambios en su vida porque, aunque la mujer gestante no esté enferma, su estado hace que deba tener especialmente en cuenta sus cuidados de salud, alimentación, etc. Es un momento ideal para cuidarse y llevar una vida saludable. Siempre debería ser así, pero insistimos, es especialmente necesario durante el embarazo.

Antes de que este se produzca, lo primero que debería hacer una mujer es consultar con el médico. El especialista, el ginecólogo, lleva a cabo un examen de salud previo a buscar el embarazo y, con la historia clínica, revisa los antecedentes médicos y familiares y determina si existen problemas de salud en la madre o en el padre que puedan pasar a los hijos, en cuyo caso podría remitirlos a un genetista. También es posible que haga un análisis de sangre general para valorar el estado de salud e interrogue a la mujer sobre hábitos alimentarios y sobre si toma sustancias tóxicas como alcohol o tabaco o suplementos alimenticios como hierbas, etc. En el caso de que la respuesta a estas últimas cuestiones sea afirmativa, la mujer deberá modificar estos hábitos: debe dejar de fumar, tomar alcohol u otras drogas y reducir la ingesta de cafeína. El tabaco y las drogas no solo dificultan quedarse embarazada, sino que, en caso de embarazo, incrementan el riesgo de sufrir abortos y de causar problemas serios de salud al bebé. Tomar más de litro y medio de cafeína al día puede ser tan nocivo como el uso de otras drogas.

Si la mujer tiene algún tipo de problema de salud crónico como hipertensión, diabetes, etc., ante la perspectiva de quedarse embarazada debe estar médicamente muy controlada. Y si tiene obesidad, su médico le aconsejará perder peso.

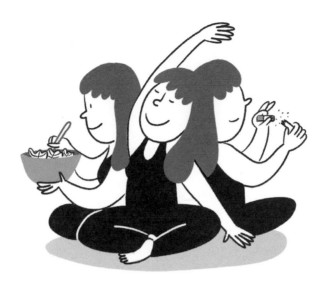

Se recomienda tomar vitaminas y suplementos de ácido fólico que disminuyen los riesgos de algunas malformaciones y, sobre todo, se debería iniciar una dieta lo más sana posible con una alimentación variada tanto antes como durante el embarazo. La dieta mediterránea es perfecta. No comer grasas en exceso, pero sí mucha fruta, verdura y cereales y disminuir la ingesta de carnes, etc. Debe tenerse en cuenta que hay muchos alimentos, como por ejemplo el pescado azul grande, que pueden estar muy contaminados y es importante restringir su consumo por la concentración que tienen de metales pesados, como el plomo o el arsénico. Es bueno hacer ejercicio físico moderado antes y durante el embarazo, y si la mujer está acostumbrada a la actividad física antes de la gestación, le será más fácil mantener esa rutina durante los meses de embarazo. Hay que intentar descansar, evitar el estrés y el cansancio físico.

En definitiva, la mujer, junto a su médico, ha de elaborar y seguir un plan de cuidados desde antes de la gestación para conseguir quedarse embarazada lo más pronto posible y, en caso de dificultades, plantearse cuándo buscar ayuda.

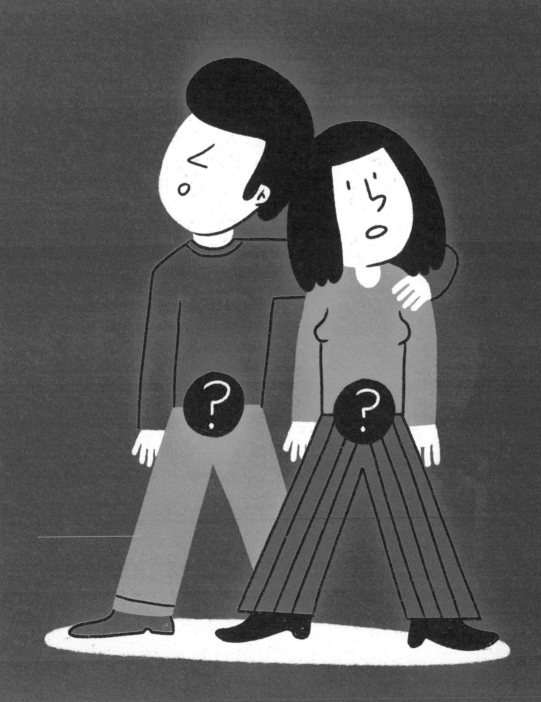

Capítulo 2

PROBLEMAS de FERTILIDAD

Cuando una mujer o una pareja tienen problemas de **esterilidad** o **infertilidad** y han de acudir al médico para empezar a estudiarlos, muchas veces se encuentran con que los médicos utilizan un lenguaje que les cuesta entender. Es verdad que hay especialistas que intentan explicar de manera muy clara los retos a los que se enfrentará, pero no siempre es así, por ello es bueno conocer y comprender los posibles términos técnicos relacionados con la fertilidad. (En el glosario del final del libro, además de las definiciones de esterilidad e infertilidad, añado varios términos para aclarar todo lo relacionado con la fertilidad y la reproducción).

2.1 ESTERILIDAD VERSUS INFERTILIDAD

Aunque son sutiles, las diferencias entre esterilidad e infertilidad existen, sobre todo en castellano. En inglés, muchas veces los términos son sinónimos, pero en el mundo hispanohablante tienen significados diferentes.

- Los médicos definen la esterilidad como la imposibilidad de que haya un embarazo después de llevar un cierto tiempo intentándolo. La Organización Mundial de la Salud (OMS) la describe como la falta de embarazo en una pareja joven y sana que tiene relaciones sexuales sin protección conceptiva durante al menos un año.

- En España hablamos de infertilidad cuando hay abortos de repetición. En el momento en que se producen dos abortos seguidos en el tiempo que sea, consideramos que la mujer es infértil. En los países anglosajones, en lugar de hablar de infertilidad en el sentido castellano del término, hablan de abortos de repetición o pérdida gestacional repetida.

2.1.1 ESTERILIDAD E INFERTILIDAD SECUNDARIAS

Otro aspecto interesante cuando se habla de esterilidad e infertilidad son los apellidos «primaria» y «secundaria». ¿Qué quiere decir esto?

- Hablamos de esterilidad primaria cuando la mujer nunca ha estado embarazada y siempre ha tenido este problema de falta de embarazo, y de esterilidad secundaria cuando una mujer ya ha estado embarazada y ha tenido hijos, pero más adelante por el motivo que sea, tiene problemas para una nueva gestación.

- Con la infertilidad ocurre lo mismo. La primaria es la que experimenta la mujer que nunca ha tenido un embarazo a término, es decir, que ha abortado, y la secundaria es la que se observa en la mujer que sí ha tenido hijos previamente y, sin embargo, en los embarazos posteriores surgen los problemas de abortos de repetición.

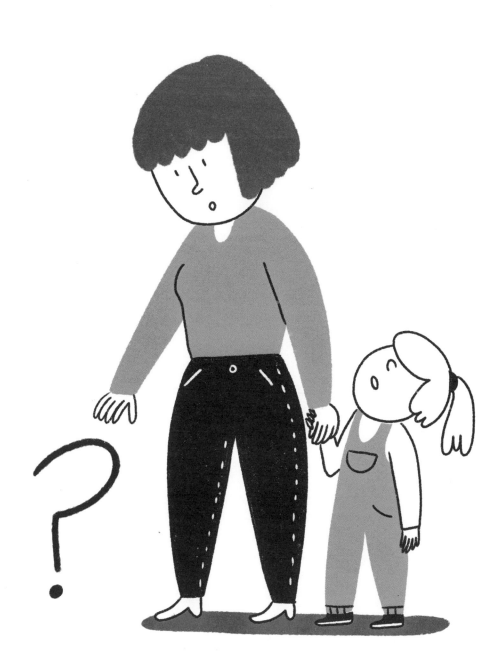

2.2 TASAS DE FERTILIDAD

Algo que muchas veces se preguntan las personas con problemas de fertilidad es: «¿Esto a cuánta gente le ocurre? ¿Cuál es la tasa normal de embarazo por ciclo?». Estos números pueden variar en función de aspectos como, por ejemplo, el entorno geográfico, el tipo de población y, sobre todo, la edad de las mujeres. Pero si hablamos en global, sin fijarnos en estos detalles, la **fecundabilidad**, es decir, la tasa normal de fecundidad es la probabilidad de que una pareja de edad media, sana, sin ningún problema pueda lograr el embarazo en un ciclo determinado. Se han hecho muchos estudios y se ha calculado que la probabilidad de un embarazo en cada ciclo de exposición en parejas cuyos miembros se encuentran en buen estado de salud es más o menos del 20 por ciento.

Como ya hemos dicho, este fenómeno depende en buena parte de la edad de la mujer, sobre todo, más que de la edad del hombre. Además, a medida que van pasando los meses, esta probabilidad disminuye. ¿Por qué? Porque las parejas fértiles que no tienen problemas para quedarse embarazadas lo logran a lo largo de los meses, y las parejas en que no se da el embarazo son aquellas en las que uno de los dos miembros tiene algún problema para conseguir la gestación. Así pues, una pareja con fecundabilidad normal tendría una probabilidad de entre el 57 y el 60 por ciento a los tres meses de actividad sexual no protegida. Y a medida que se aumenta el tiempo de espera, esta fecundabilidad disminuye.

De la misma manera, las tasas de fertilidad, es decir, el número de parejas que no se quedan embarazadas después de un año intentando concebir, varía en torno al 10-15 por ciento.

2.3 ¿CUÁNDO DEBO PREOCUPARME?

¿Cuándo empezar a buscar ayuda? Yo diría que no hay que decir «¿Cuándo debo preocuparme?», sino «¿Cuándo debo empezar a ocuparme?». El tiempo que una pareja puede buscar el embarazo sin necesidad de acudir al especialista depende de varios factores.

Como hemos visto antes, la OMS define la esterilidad como la ausencia de embarazo después de un año de búsqueda. Sin embargo, es una definición muy general; es preciso analizar cada caso particular, ya que no es lo mismo que tenga problemas para quedarse embarazada una mujer joven de veinticinco o veintiocho años, sin ninguna patología ni ningún problema previo, con una pareja varón saludable con el que mantiene relaciones sexuales con normalidad, o que los tenga una mujer de cuarenta y dos años con cirugías previas por **endometriosis**, que padece alguna enfermedad que disminuye su reserva ovárica o cuya pareja es un hombre que tiene algún problema que disminuye su número de espermatozoides.

Por tanto, el momento en que se debe buscar ayuda médica depende de múltiples factores, aunque los más relevantes son la edad de la pareja, sobre todo la de la mujer, y el estado de salud de esta.

No es lo mismo una mujer absolutamente sana que una con una enfermedad general debilitante como el lupus o la diabetes, que además tendrá que ir al médico desde el instante en que planifica su gestación para elegir cuál es el mejor momento para buscar el embarazo, o una con endometriosis, cirugías previas por quistes de ovario o **miomas** que la obligarán a acudir al médico probablemente antes del año que empiece a buscar quedarse embarazada para pactar con su especialista en qué momento deberá pedir ayuda médica para la procreación. Es posible incluso que, cuando pregunte por el periodo de tiempo que debe esperar antes de recurrir a tratamientos de fertilidad, el especialista indique algunas pruebas para poder obtener la máxima información posible.

Si no te ves reflejada en ninguno de los anteriores supuestos, si eres una mujer sana, sin problemas, si tu pareja también es una persona que goza de buena salud, deberás esperar aproximadamente un año. En ese año, durante la revisión ginecológica anual, puedes consultar cuál es el tiempo de espera recomendado.

Después de un año intentándolo de forma natural sin ningún positivo, mi pareja y yo recurrimos a la fecundación *in vitro*. **MIREIA**

Pero, en general, en casos de normalidad, un año es el tiempo ideal para buscar un embarazo sin necesidad de solicitar asistencia médica.

2.4 CAUSAS MÁS FRECUENTES DE ESTERILIDAD

Otra cosa que preguntan con frecuencia las pacientes son las causas de por qué no se quedan embarazadas. Como hemos dicho antes, hay un 10-15 por ciento de parejas en las que la concepción no se produce de manera espontánea. El embarazo es cosa de dos, y no siempre la causa de la esterilidad de la pareja radica en la parte femenina.

Se calcula que en más o menos un 30 por ciento de las parejas, el problema de esterilidad es de la mujer; en otro 30 por ciento, es del hombre y en un 40 por ciento de los casos, los dos miembros de la pareja presentan problemas que dificultan el embarazo. Por tanto, ante un problema de esterilidad, el médico debe explorarlos a ambos.

A continuación, explicaremos cuáles son las causas más frecuentes de infertilidad en las mujeres, pero también describiremos las que afectan a los hombres.

Para poder entenderlo bien, tenemos que recordar qué es lo que ha de pasar para que una mujer se quede embarazada: ha de tener unos ovarios que funcionen y que segreguen hormonas, unas trompas permeables que permitan el paso de espermatozoides y del óvulo fecundado y un útero donde pueda anidar el embrión. Por tanto, las causas de esterilidad van a ser todas aquellas que interfieran en alguno de estos pasos, aunque, por supuesto, la edad siempre es un factor muy importante.

2.4.1 FACTORES QUE INFLUYEN EN LA FERTILIDAD

Clasificamos la causa de la esterilidad en factores. Por supuesto, puede haber mujeres que tengan varios factores afectados.

1. Una de las causas más frecuentes de esterilidad en mujeres jóvenes es que la trompa no esté en condiciones después de una cirugía o tras una infección del aparato genital, que se puede haber producido por contagio durante las relaciones sexuales o por manipulaciones del útero (por ejemplo, al poner un **dispositivo intrauterino [DIU]** o al hacer una histeroscopia). Estas infecciones, que no siempre son de origen genital o ginecológico, a veces pueden deberse a una apendicitis o darse en otras partes del tubo digestivo, pueden afectar a las trompas y causar esterilidad. Cuando existe este factor tubárico, o bien los espermatozoides no llegan a su destino, o bien el óvulo fecundado no llega al útero.

2. El **factor ovárico** también es importante. Puede ser que la mujer no ovule bien o no segregue correctamente hormonas. Nos referimos a que el óvulo no esté bien preparado para ser fecundado o que las

hormonas que libera el ovario no alcancen la cantidad adecuada. Esto puede afectar a la ovulación o al endometrio que, como hemos dicho, debe estar bien preparado antes de que el embrión llegue al útero para que se pueda implantar y se pueda desarrollar correctamente en los primeros días de la gestación.

3. También el útero tiene un papel clave y debe estar sano. Es lo que denominamos el factor uterino. Enfermedades como, por ejemplo, miomas o pólipos pueden distorsionar la cavidad del útero y/o alterar la capacidad del crecimiento del endometrio, y esta es otra causa de infertilidad.

4. Otro factor clave que puede ser la causa de la falta del embarazo es el **factor peritoneal**. El peritoneo es el tejido que recubre el interior de las paredes pélvicas y es el que se ve afectado en caso de enfermedades como la endometriosis, que produce una inflamación del peritoneo y provoca que el ambiente en la pelvis, cerca del que va a vivir el óvulo, sea muy tóxico. Recuerda una discoteca de las antiguas en las que se podía fumar, llenas de humo y ruido y donde había poca luz. Era un ambiente muy cargado e incómodo. Pues bien, imaginemos que el óvulo está en un ambiente así. Un entorno muy tóxico y muy poco favorable para que el espermatozoide y el óvulo puedan hacer sus respectivas funciones de fecundar y ser fecundado, con lo que difícilmente el embarazo va a poder tener lugar.

5. Finalmente, puede haber causas de infertilidad que no sean ginecológicas (por ejemplo, hay parejas que, debido a la impotencia del hombre o al vaginismo de la mujer, no pueden tener relaciones sexuales con penetración), por lo que en la consulta siempre hay que investigar todos los factores, ginecológicos o no, que puedan influir.

Cada factor tiene sus pruebas específicas para ser diagnosticado y su tratamiento concreto, unos con más éxito y otros con menos, pero todos los problemas tienen la posibilidad de ser tratados, como veremos en el capítulo cuatro al hablar de los diferentes tratamientos.

No obstante, a pesar de conocer los diferentes factores que pueden influir en la falta de embarazo y de los porcentajes que hemos citado (el 30 por ciento de los problemas de infertilidad son del varón, el otro 30 por ciento de la mujer y el 40 por ciento de los dos), te sorprendería saber que la gran mayoría de las veces se acaba emitiendo un diagnóstico de esterilidad de origen desconocido. No sabemos por qué la mujer no se queda embarazada. Esto es frustrante para los médicos y también para ella. Pero, por suerte, para la mayoría de estos casos tenemos muy buenos tratamientos. Por desgracia, hay algunas que no consiguen cumplir su sueño de ser madres, pero estas son solo unas pocas.

2.4.1.1 Inmunología

¿Qué otras causas influyen en la capacidad de embarazarse de una mujer? Hemos dicho que algunas enfermedades como la diabetes u otras alteraciones hormonales (en especial, del tiroides) pueden afectar al funcionamiento del ovario y producir, por tanto, una alteración en la ovulación o en la secreción de hormonas que interfiera en el embarazo. Las diabetes muy evolucionadas que dificultan el riego sanguíneo de los diferentes órganos del cuerpo, entre ellos el ovario, pueden producir esa alteración. Afortunadamente, este tipo diabetes suele verse en mujeres muy mayores que ya han descartado quedarse embarazadas de manera definitiva. Hoy en día, el control de la diabetes hace que la enfermedad no avance tanto y permite que muchas jóvenes, aunque la padezcan de larga evolución, puedan quedarse embarazadas sin demasiados problemas.

Las alteraciones del tiroides, sobre todo el hipotiroidismo (falta de función del tiroides), pero también el hipertiroidismo (exceso de función), pueden influir en que el ovario funcione mal y la mujer tenga dificultades para quedarse embarazada. Recuerda que todas estas glándulas tienen un motor común, la hipófisis, y que, por tanto, están relacionadas entre sí. El médico siempre comprueba los niveles de tiroides en sangre.

Otros factores menos frecuentes pero que también podemos encontrar son las alteraciones en la **glándula suprarrenal**, que, por decirlo de alguna manera, se encarga de hacer que el cuerpo se ponga en funcionamiento por las mañanas al despertarse o que reaccione en situaciones de estrés o de peligro. Esta glándula es la que segrega adrenalina y otras hormonas (noradrenalina, cortisol, etc.) que pueden aumentar en enfermedades y en otras situaciones de crisis tanto a nivel físico como emocional. Pero también se pueden elevar crónicamente en enfermedades propias de estas glándulas que pueden hacer que la mujer tenga problemas para embarazarse.

Enfermedades menos habituales, pero que afectan a todo el cuerpo, como por ejemplo el lupus, pueden dificultar la gestación. Menciono el lupus porque es una enfermedad que solemos detectar en mujeres jóvenes en edad de reproducirse y por tanto, merece la pena detenerse en ella. Además, es una patología que afecta al sistema inmunitario. Las células del sistema inmunitario son las que se encargan de reconocer nuestras propias células e identificar extrañas (por ejemplo, las de los virus, como los de la pandemia que hemos vivido hace poco), y también detectan bacterias y otras células que pueden hacer su aparición después de un trasplante, por poner un ejemplo. El sistema inmunitario nos defiende de aquello que es ajeno a nuestro organismo, y contar con una buena respuesta inmune es muy importante para el embarazo. Como decimos, se encarga de defendernos de las células que son diferentes a nosotros, pero, por ejemplo, en la mujer debe permitir que los espermatozoides, células totalmente ajenas a ella, sobrevivan y puedan hacer su función sin atacarlas. Es fundamental, por tanto, que el aparato genital femenino tenga una especie de protección contra la acción indiscriminada del sistema inmunitario y que, al mismo tiempo, este sea capaz proteger los genitales de la mujer. No solo ha de permitir que vivan los espermatozoides y respetarlos, aunque sean extraños, sino que ha de dejar, además, que un organismo completo (primero el embrión y luego el feto) viva en el interior del útero, a pesar de que la mitad de los cromosomas, proteínas, etc., provienen de otra persona, por lo que, finalmente, en sí mismo el feto acaba siendo una persona diferente a la madre. El sistema genital ha de permitir que el sistema inmunitario no ataque a este nuevo ser que se está formando.

Actualmente, creemos que muchas de las causas de lo que hasta ahora conocíamos como esterilidad de origen desconocido tienen su origen en alteraciones del sistema inmunitario.

Estamos empezando a identificarlas, a entender cómo se producen estas maravillas recién explicadas, esta protección y, a veces, este respeto a lo extraño.

2.4.1.2 Estilo de vida

Como ya dicho, el embarazo es casi un milagro y me sigue pareciendo sorprendente. ¿Cómo es posible que algo así pase?

Pues bien, pasa, y los médicos podemos arreglar muchos de los problemas que lo dificultan. Pero hay también aspectos que la mujer puede modificar en su día a día para ayudar a que su embarazo sea posible. Por supuesto, esto no quiere decir que los estilos de vida compliquen o impidan el embarazo, pero sí pueden hacer que todo el proceso sea algo más complejo. Hay factores de nuestra vida diaria que pueden dificultar una consecución fácil y exitosa del embarazo.

Por ejemplo, fumar no solo puede alterar la circulación del ovario, sino que también puede producir inflamación ovárica crónica. Las mujeres que fuman mucho tienen dificultades para embarazarse.

Asimismo, la obesidad, sobre todo la extrema, dificulta la gestación. El exceso de grasa entorpece el metabolismo de las hormonas. Hay una cosa muy curiosa y es que la molécula de origen de todas las hormonas que fabrica el ovario (estrógenos y progesterona) y también de la testosterona, la principal hormona masculina, es el colesterol, que es una grasa. Sin embargo, un exceso de grasa dificulta muchísimo la síntesis hormonal del ovario y va a hacer que a la mujer le cueste embarazarse, aparte de los problemas físicos que puede tener para incluso mantener relaciones sexuales. Se calcula que una mujer que supera en más de diez kilos su peso ideal tiene alrededor de un 20 por ciento menos de posibilidades de embarazarse que una mujer que está en su peso. Una solución que no es sencilla pero sí muy eficaz para poder lograr el embarazo es adelgazar.

El ejercicio físico modula cómo actúan las hormonas en el organismo, cómo el ovario segrega estas hormonas. Hacer ejercicio físico moderado, no extenuante ni de alta competición, facilita también que el ovario funcione de manera adecuada; es más fácil que una mujer se embarace si no tiene una vida sedentaria. Claro que una mujer que no haga ejercicio se puede embarazar, pero si cambia sus hábitos de vida, le resultará más sencillo.

Otra medida para lograr el embarazo a la que ya hemos aludido es reducir ciertos hábitos, por ejemplo, el consumo de alcohol y de café. Es perjudicial para el sistema reproductor tomar más de dos o tres tazas de café al día; no se recomienda hacerlo ni cuando se está buscando el embarazo ni cuando se está embarazada y tampoco se aconseja consumir en exceso refrescos con cafeína, tan frecuentes en nuestro medio.

2.4.1.3 Factores externos: contaminación

Por desgracia, hay otros factores que también influyen en la capacidad reproductiva de una mujer y de un hombre y que no dependen de nosotros. Estos son los contaminantes ambientales, como el plomo de los tubos de escape de los coches que, aunque cada vez haya menos, siguen existiendo; o como las dioxinas, que son productos de degradación de algunos procesos industriales y también de la quema de basuras. Actúan como factores endocrinos disruptivos y pueden disminuir las opciones de embarazo. Esto quiere decir que el sistema endocrinológico ve alterada su función por acción de estas sustancias y la ovulación, el proceso que conduce a la maduración del óvulo y a la implantación del embrión, se ve afectada.

Muchas de estas sustancias están presentes en los insecticidas y en algunos plásticos. Sabemos que existe mucha contaminación por los microplásticos, que pueden entrar en los organismos, alterar el sistema y actuar también como disruptores endocrinos.

Por desgracia, respecto a los contaminantes externos, poco podemos hacer aparte de tratar de usar menos plásticos y medios de transporte contaminantes, evitar el consumismo y cuidar el planeta en lo que esté en nuestras manos. Por suerte, cada vez más la legislación hace que se prohíba la producción de dioxinas. Hay que confiar en que todos estos tóxicos irán desapareciendo y ello contribuirá de alguna manera a que su efecto se reduzca.

CONTAMINANTES AMBIENTALES

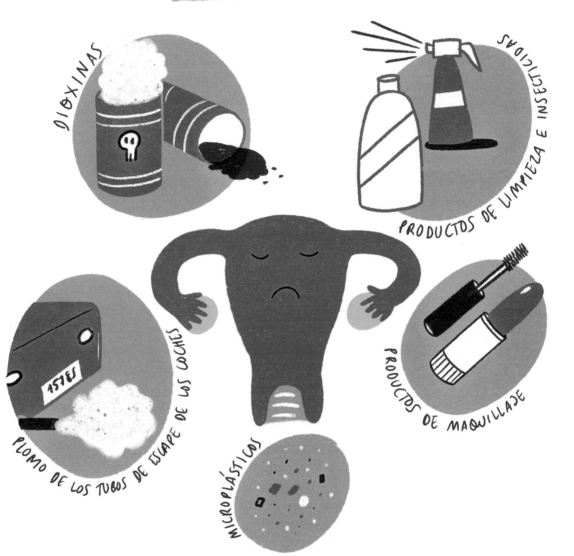

DIOXINAS

PRODUCTOS DE LIMPIEZA E INSECTICIDAS

PLOMO DE LOS TUBOS DE ESCAPE DE LOS COCHES

PRODUCTOS DE MAQUILLAJE

MICROPLÁSTICOS

Fertilidad

2.4.1.4 Menopausia precoz: fallo ovárico prematuro

Definimos el fallo ovárico prematuro (FOP) como el cese o disminución de actividad ovárica antes de los cuarenta años. También lo conocemos como insuficiencia ovárica precoz. Eso quiere decir que los ovarios dejan de funcionar, que se acaban los **ovocitos** y que la mujer llega a la menopausia antes de lo que estaba previsto. Deja de ovular, deja de tener hormonas en su circulación y aparecen los síntomas, que básicamente son trastornos de la regla cada vez más marcados hasta que llega la menopausia con sus síntomas asociados de sofocaciones, sequedad vaginal, etc. No se conoce bien cuál es la causa de la menopausia precoz. Sabemos que puede haber factores genéticos o cuestiones ambientales o inmunitarias. La menopausia aparece más o menos a los cincuenta años en condiciones normales; el fallo ovárico precoz se presenta en una de cada cien mujeres antes de los cuarenta años y en una de cada mil mujeres menores de treinta años.

Esto ocurre por diferentes causas. Puede deberse a problemas cromosómicos, sobre todo lo que llamamos síndrome del X frágil, pero también a efectos de tóxicos, efectos enzimáticos, problemas autoinmunes, infecciones, etc. Las cirugías que se hacen sobre el ovario también pueden originar el fallo ovárico prematuro.

Se inicia con trastornos de la regla, síntomas de menopausia como sofocaciones, sequedad vaginal, falta de libido o falta de regla. La consecuencia fundamental es la imposibilidad de quedarse embarazada. El diagnóstico lo hacemos mediante ecografía y análisis. Estos nos muestran que ya no hay estrógenos en sangre, que han aumentado los niveles de las hormonas gonadotropinas (la FSH y la LH) y que han disminuido los de la hormona antimülleriana.

El tratamiento es, por desgracia, muy poco eficaz. Podemos administrar tratamientos hormonales sustitutivos para evitar los problemas derivados de la falta de hormonas a edades tan tempranas, pero si la mujer quiere quedarse embarazada, hay que tener en cuenta que las opciones son pocas. Podemos hacer, si estamos aún a tiempo, lo que se llama una impregnación con andrógenos, que consiste en suministrar altas dosis de andrógenos durante unas semanas antes de la estimulación para la fecundación *in vitro*. Es un tratamiento que a veces funciona. En algunos casos muy seleccionados, hemos puesto a punto con mi grupo una técnica que denominamos «reactivación del tejido ovárico»: por laparoscopia obtenemos tejido ovárico y aplicamos una serie de técnicas sobre él en el laboratorio para luego volver a poner ese tejido ovárico en el lugar en el que estaba, en el ovario. La reactivación del tejido ovárico consigue mejorar la función ovárica, aunque ya digo que es una técnica reservada para casos muy bien seleccionados. El tratamiento que suele funcionar siempre es la donación de óvulos: que sea otra mujer la que, en el caso de una fecundación *in vitro*, ponga los óvulos.

2.5 DUDAS MÁS FRECUENTES

2.5.1 ¿QUÉ PUEDO HACER PARA PRESERVAR MI FERTILIDAD?

Tal como les explico a todas las pacientes que me lo preguntan, que son muchas, yo creo que lo más importante es intentar ser madre en el momento biológicamente ideal: entre los veinte y los treinta años. Sin embargo, el ritmo de vida actual dificulta que eso suceda. Las mujeres han entrado en el mercado laboral de forma masiva y también en la competitividad laboral, tienen carreras profesionales igual de importantes que las de los hombres y para avanzar en esa carrera, necesitan tiempo. Así pues, lo ideal sería que la sociedad favoreciera que la mujer se embarazara sin que ello perjudicara su trayectoria profesional. No obstante, esto no es así, por lo que a menudo las mujeres tienen que decidir entre quedarse embarazadas y perder oportunidades laborales o seguir adelante con su trabajo y poner en peligro su capacidad de ser madre.

Afortunadamente, la ciencia ha avanzado mucho y desde hace unos diez años podemos preservar los óvulos. Así, una mujer que prevé que su embarazo va a tardar en producirse, puede congelarlos. ¿Es esto aconsejable? Sí. ¿Implica algún riesgo? No.

Si se hace con la supervisión médica adecuada, con un especialista que tenga la experiencia y los medios adecuados para poder llevarlo a cabo, no supone ningún riesgo para la mujer.

Se realiza igual que si se fuera a hacer una fecundación *in vitro*, pero sin fecundar los óvulos. Con una serie de medicamentos hormonales, se estimula de manera suave el crecimiento de más de un óvulo ese mes, se intenta que maduren ocho o diez, de manera que la mujer no corra riesgos. Si no se consigue ese número óptimo de óvulos, se puede volver a hacer una estimulación en el ciclo siguiente, y así hasta tener el número adecuado. La edad ideal para congelar óvulos es entre los veintiocho-treinta y los treinta y cinco años. ¿Por qué? Porque sabemos que, si se hace antes de esta edad, muchas mujeres después no los usan por diferentes motivos, y si se congelan óvulos después de los treinta y cinco años, nos encontramos con el problema de que estos son de menor calidad, por lo que luego pueden resultar difíciles de fecundar.

El mayor rendimiento de los óvulos preservados se produce cuando estos se han congelado teniendo la mujer entre treinta y treinta y dos años, que es una edad en la que su calidad sigue siendo óptima. Desde luego que es una técnica que se puede llevar a cabo más allá de los treinta y cinco años, pero como ya hemos señalado varias veces, a esa edad la calidad de los óvulos empieza a menguar y la tasa de obtención de embarazos, también.

¿Cuánto tiempo se pueden tener congelados los óvulos? La verdad es que mucho tiempo. Hay embarazos al cabo de muchos años de congelarlos. Por tanto, no debería preocuparte el tiempo de

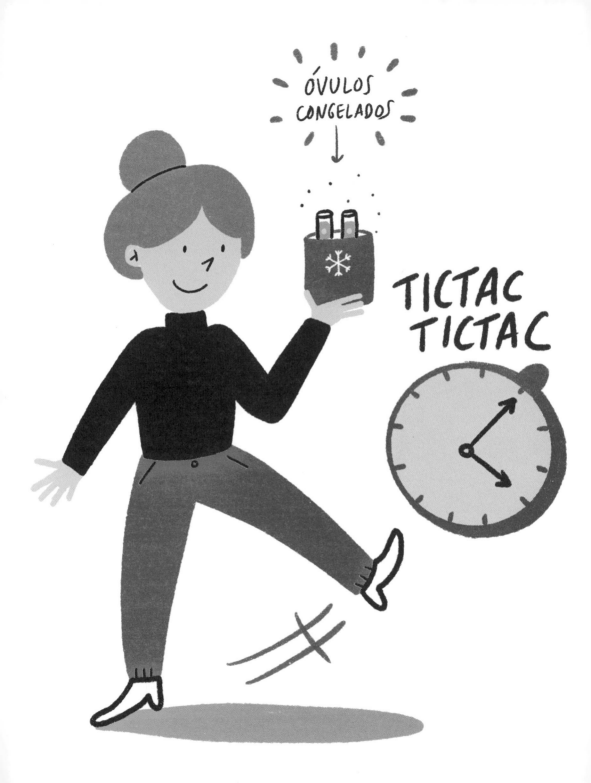

congelación. El proceso de descongelación es sencillo, y la gran mayoría de los óvulos sobreviven tanto al proceso de congelación como al de descongelación.

A pesar de ello, quiero hacer una reflexión: congelar óvulos es como los seguros del coche. Si conduces habitualmente, es mejor tener un seguro de automóvil a todo riesgo, porque si no podrías tener muchos problemas. No obstante, aun así, muchas veces, si no nos hemos leído bien la letra pequeña, nos encontramos con la sorpresa de que el seguro contratado no siempre cubre todos los daños. Trasladando esto al terreno del que estamos hablando, queremos decir que el hecho de tener óvulos congelados no va a garantizar un embarazo, ya que, como hemos dicho, este depende de muchos factores. Tener óvulos de calidad es muy importante para poder quedar embarazada, probablemente es lo más esencial, pero también tienen un papel fundamental el útero, el varón, etc., de manera que congelar óvulos no asegura de forma matemática un embarazo. Por supuesto, igual que es mucho mejor conducir con seguro, es mucho mejor congelar óvulos cuando se es más joven.

Existen situaciones médicas especiales en las que es recomendable la preservación de la fertilidad, y el especialista debe informar de ello a las pacientes: por ejemplo, si la mujer debe someterse a una intervención quirúrgica de uno o de ambos ovarios, si ha sido operado de uno o tiene uno operado y se va a operar el otro.

La congelación de los óvulos también resulta muy aconsejable antes de que una mujer joven con cáncer, linfoma, leucemia o un tumor de mama sea sometida a quimioterapia, que puede ser tóxica para los óvulos y su función. Y, si no se tiene tiempo de congelar óvulos antes de empezar la quimioterapia porque la situación requiere empezar este tratamiento en muy pocos días y no es posible hacer una estimulación para conseguir que maduren los óvulos, se puede recurrir a la congelación de tejido ovárico. Se practica entonces una laparoscopia, una pequeña intervención. Recuerda que hemos dicho que los óvulos están en la parte más periférica del ovario: si este fuese una naranja, los óvulos estarían en la piel. Por tanto, de lo que se trataría en este caso es de «pelar» el ovario y guardar trocitos de esa piel para congelarlos. En el futuro, se podrán estimular y reimplantar a fin de conseguir que la mujer recupere la función ovárica que ha perdido.

2.5.2 ¿PUEDO SER DONANTE DE ÓVULOS? ¿CÓMO SE ELIGEN? ¿QUÉ PUEDO EXIGIR?

Muchas mujeres preguntan qué se puede hacer para convertirse en donante de óvulos. Se trata de un acto altruista porque ayuda a que otra persona cumpla su sueño de ser madre usando óvulos de una mujer más joven. En España la donación está permitida, la ley regula muy bien qué requisitos ha de cumplir la donante, cuáles ha de cumplir el centro médico y qué mecanismo se debe seguir, y eso es muy importante para evitar al máximo cualquier tipo de riesgo.

Si te planteas ser donante de óvulos, has de saber que se garantiza siempre el anonimato, algo que, por otra parte, exige la ley. La receptora nunca va a conocer la identidad de la donante. Por otra parte, la donación no compromete la fertilidad futura de la donante, que se podrá quedar embarazada después cuando ella lo desee y tiene muy pocos riesgos para ella.

En cuanto a los requisitos, la ley los deja muy claros. Un real decreto de 1996 señala que la donante debe ser mayor de edad, pero tener menos de treinta y cinco años; ha de demostrar mediante pruebas médicas y psicológicas que se encuentra en perfecto estado de salud física y mental; no ha de tener malformaciones ni enfermedades genéticas —ni hereditarias ni trasmisibles— y sus padres y sus familiares tampoco pueden tenerlas (una mujer que sea hija adoptiva y no conozca a sus padres biológicos no puede convertirse en donante de óvulos). Además, su aparato reproductor debe gozar de un buen funcionamiento.

Otro dato interesante es que puede haber sido madre; de hecho, ello es una garantía de que sus óvulos funcionan bien, pero no puede tener más de cinco hijos (por ley, de los óvulos de una donante no se pueden engendrar más de seis hijos). Si ya tiene tres hijos, de sus óvulos solo se podrán conseguir tres embarazos, y esto es algo que se controla a fondo. Hay un registro estatal de donantes, de modo que cuando ha llegado a ese máximo de embarazos no podrá donar en diferentes sitios porque su nombre ya estará incluido en esa base de datos, con lo que se le prohibirá dar más óvulos o que se usen los que tiene congelados.

Además de todo esto y de las pruebas, la mujer tiene que pasar un estudio completo de fertilidad para garantizar que está en perfecto estado: análisis de sangre, radiografías, ecografías transvaginales, estudios de enfermedades infecciosas transmisibles como la sífilis, la hepatitis o el sida. Se practica un cribado genético, no solo cromosómico, para descartar enfermedades genéticas, que son muy comunes en nuestro medio, como por ejemplo, la fibrosis quística.

Tiene que pasar también unas entrevistas estructuradas y muy bien diseñadas, una prueba de personalidad para comprobar que no hay alteraciones psicológicas y pruebas psicológicas para descartar ansiedad, alteraciones o cualquier otro tipo de enfermedad. Se trata de una valoración psicopatológica que consta de veintidós escalas diferentes y, además, tiene treinta subescalas.

Es decir, el estudio que se hace es muy profundo, tanto para garantizar que la donante esté sana como para que las mujeres que decidan o necesiten acudir a una donación de óvulos tengan la garantía de que la ley les asegura la máxima calidad posible.

Además, se pueden hacer otras pruebas para enfermedades genéticas más raras, menos frecuentes, que la ley no exige, pero que la técnica permite y que en algunos casos la receptora puede pedir. Todo este proceso es absolutamente confidencial, tal como ya hemos dicho.

Aunque sea una decisión totalmente altruista en la que la satisfacción de la donante es ayudar a otra mujer a ser madre, la legislación española contempla que se la compense económicamente por las molestias que sufre, el tratamiento al que es sometida, los traslados y el tiempo que emplea. Y otra cosa importante, y que es bueno saber, es que la normativa también considera la posibilidad de que las mujeres donantes decidan revocar el consentimiento de donación siempre que necesiten estos óvulos para sí mismas. Pensemos en una mujer que donó óvulos que se congelaron (se puede hacer donaciones de óvulos en fresco o para ser congelados) y a la que le diagnostica un cáncer y es sometida a quimioterapia. Esta mujer podría exigir que los óvulos que ella dio en su día y que aún están disponibles se reserven para ella.

2.5.3 ¿QUÉ SE NECESITA PARA SER DONANTE DE SEMEN?

En este caso, la ley española es tan estricta como lo es con la donación de óvulos. En España está permitida la donación de óvulos y de espermatozoides, a diferencia de otros países, pero la ley exige que se cumplan toda una serie de protocolos para garantizar al máximo todo el proceso y evitar que haya riesgo de prácticas indebidas.

Puede donar semen un hombre que tenga un seminograma de excelente calidad, no basta con uno normal. Debe tener más de dieciocho años, gozar de buena salud física y mental y carecer de antecedentes médicos en la familia que impliquen enfermedades genéticas o cromosómicas hereditarias; por tanto, alguien adoptado que no conozca a su familia biológica no puede donar.

El donante no puede tener más de seis hijos. Existen registros informatizados de los donantes de semen en toda España y otro de los que han sido concebidos con semen de donantes, de tal manera que no haya más de seis hijos por donante para evitar el riesgo de que en el futuro se encuentren dos extraños concebidos por el mismo donante de semen o de óvulos.

En el caso de los donantes de semen, las muestras han de ser congeladas por ley. Primero pasan una prueba de descongelación para saber que son buenas; si son de buena calidad, permitirán la descongelación. Además, las muestras no pueden ser utilizadas antes de seis meses desde la fecha de donación. De este modo se comprueba si el donante ha desarrollado el virus de la hepatitis o el sida, que podría no haber dado aún síntomas clínicos ni modificaciones en los análisis de sangre en el momento de la donación, aunque ya podría hallarse en el semen donado.

Tanto los óvulos como el semen son elegidos por los médicos encargados del caso, nunca por la receptora. Este proceso lo llevan a cabo los especialistas, que tienen en cuenta compatibilidades físicas e inmunológicas: que se parezcan en el grupo Rh y que no tengan incompatibilidades desde el punto de vista inmune.

Es importante saber que los progenitores tienen derecho a disponer de información general del donante, pero no de datos que puedan llevar a su identificación.

2.5.4 SI TENGO UNA PATOLOGÍA DE BASE O CRÓNICA, ¿QUÉ DEBO HACER ANTES DE EMBARAZARME?

Cuando empezaba mi carrera tuve la oportunidad de atender a muchas mujeres con enfermedades crónicas (diabetes, hipertensión, cardiopatías, lupus, etc.) que se querían embarazar, y muchas de ellas me hacían la pregunta que da título a este apartado. Realmente, tratar de quedarse embarazada teniendo una patología crónica es un reto, sobre todo para la paciente, más que para el médico.

Hoy los avances médicos permiten que muchas de estas mujeres, que antes estaban condenadas a no ser madres, puedan cumplir su sueño de serlo, pero es fundamental prepararse antes y elegir bien el momento del embarazo.

Lo ideal es buscarlo cuando la enfermedad está en una fase compensada —es decir, cuando la situación general de la patología está más o menos controlada— y no en una de agravamiento.

Por ejemplo, en el caso de la diabetes, que es una enfermedad frecuente, lo ideal es tratar de quedarse embarazada cuando la mujer no presente altibajos en los niveles de azúcar y la media de los valores que los controlan sea baja. En el caso de las hipertensas, cuando tengan la tensión controlada; en el de las cardiópatas, cuando su corazón les permita hacer una vida más o menos normal y el cardiólogo determine que su corazón está preparado para aguantar el sobresfuerzo que significa un embarazo.

Por tanto, si tienes una enfermedad crónica y deseas embarazarte, mi mensaje ha de ser optimista, pero ten en cuenta que debes procurar buscar el embarazo siempre de acuerdo con tu médico especialista y siempre en una fase en la que la enfermedad esté lo más inactiva y controlada posible. Una vez hayas observado estas recomendaciones, adelante.

Capítulo 3

DIAG
NÓS
TICO

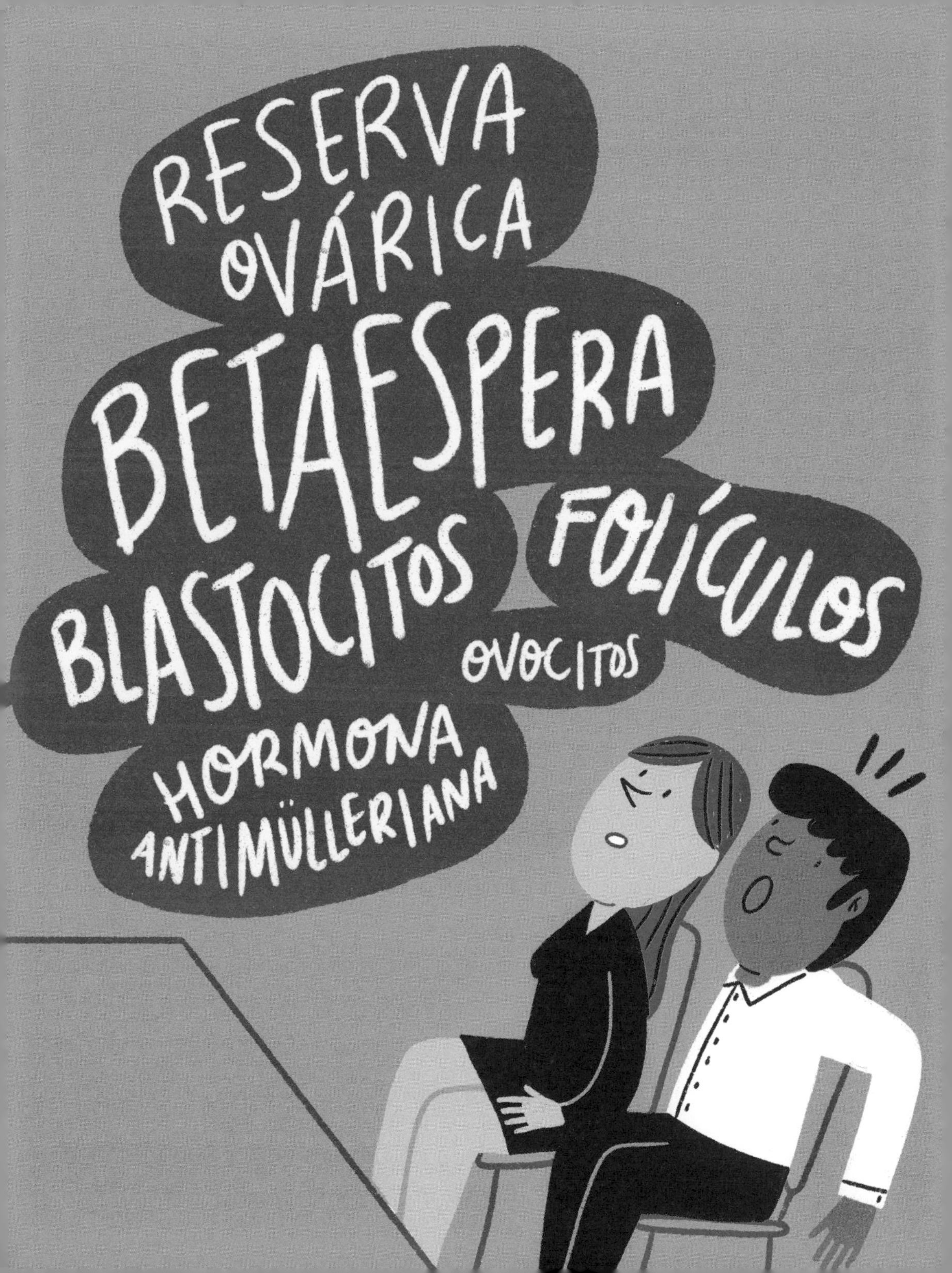
RESERVA OVÁRICA
BETAESPERA
BLASTOCITOS
FOLÍCULOS
OVOCITOS
HORMONA ANTIMÜLLERIANA

Si acudes a un centro especializado en mujeres que no se quedan embarazadas, los pasos que dará el profesional que te atienda van a ser los siguientes:

3.1 PRIMERA VISITA AL MÉDICO CON PAREJA MASCULINA

3.1.1 ¿QUÉ ME VAN A HACER A MÍ?

1. Historia clínica completa

Lo primero, una revisión de la historia clínica de los dos miembros de la pareja, la mujer y el hombre, ya que hay patologías antiguas, enfermedades anteriores, que pueden afectar a ambos. Con sus preguntas, el médico va a intentar buscar pistas sobre si es posible que existan algunas de estas enfermedades.

Te va a preguntar cómo y cada cuánto te viene la regla, si es dolorosa o tienes dolor en otros momentos del ciclo, la cantidad de regla que tienes (mucha o una cantidad normal) y tratará de averiguar si experimentas algún tipo de cambio que le indique si estás ovulando de manera correcta o no. Por ejemplo, si notas inflamación de los pechos en la segunda parte del ciclo o aumento del flujo en la parte central del ciclo, esto significa que estás ovulando. El ginecólogo intentará hacer una historia clínica lo más completa posible, tanto desde el punto de vista ginecológico como buscando pistas de enfermedades o problemas en otros órganos que puedan influir en el embarazo, como, por ejemplo, la diabetes o el tiroides. Te preguntará cuál es tu altura, si has aumentado de peso recientemente, si te cansas, si notas otros síntomas diferentes a los de siempre, si has tenido algún tipo de enfermedad venérea, etc.

2. Exploración física

El siguiente paso es una exploración física para comprobar si tienes signos de enfermedades como miomas. Esta exploración se hace mediante un tacto vaginal, como se suele hacer siempre en la consulta. Si te has hecho la citología, no lo hará. Te preguntará si de manera periódica te haces una. Después de esa exploración ginecológica, lo siguiente será una ecografía transvaginal.

3. Ecografía transvaginal

La ecografía transvaginal nos da muchísima información sobre muchas cosas: la forma y el tamaño del útero, la forma y el tamaño de los ovarios y el número de folículos, lo que nos permite estimar la reserva ovárica. Esta ecografía se analiza en función del día del ciclo en el que te encuentres, si ovulas bien o no, si estás a punto de ovular o si ya has ovulado. Si la ecografía se hace en el momento de la ovulación, se puede observar si el endometrio se prepara de manera adecuada para recibir al embrión después de la fecundación.

Es posible también que el médico quiera repetir la ecografía en diferentes momentos del ciclo para ver aspectos concretos del mismo que solo se pueden observar determinados días, como, por ejemplo, si en el útero existen miomas, pólipos o **adenomiosis**, que es una enfermedad parecida a la endometriosis y que puede dificultar la implantación y la anidación del embrión en el endometrio. También si los ovarios son normales, si la maduración folicular corresponde al día del ciclo en el que estás, si hay quistes en los ovarios o signos sospechosos de endometriosis. La intención es descartar al máximo todas las enfermedades que pueden interferir en la consecución del embarazo.

4. Analítica hormonal

Es posible asimismo que el médico solicite análisis de sangre muy completos para comprobar el estado de salud general y valorar también aspectos más específicos, como el estado hormonal, incluyendo las hormonas del tiroides y las de otras glándulas. Se analiza el azúcar, si tienes diabetes o cualquier enfermedad que pueda afectar a tu capacidad de embarazarte. Solicitará una determinación hormonal en los primeros días del ciclo (el tercero o el cuarto) para así poder ver cómo es tu reserva ovárica. Pedirá la hormona FSH, la LH y, sobre todo, la hormona antimülleriana. Todo esto le dará una idea de cómo funciona el ovario y de si el proceso de ovulación es correcto.

Es posible que pida hormonas en la segunda fase del ciclo, después de la ovulación, para determinar si la secreción de progesterona es la adecuada o no. Esto no siempre se hace y va a depender, probablemente, de que se esté haciendo un estudio más especializado para investigar en profundidad la causa de tu falta de embarazo. Esto no tiene por qué solicitarlo en la primera visita.

5. Otras pruebas

En función de lo que hayas explicado en el cuestionario, es posible que quiera saber si las trompas de Falopio son permeables o no. Hay varias maneras de hacerlo, una de ellas es mediante una radiografía especial en la que se pone contraste, una **histerosalpingografía**. Esta radiografía se hace siempre antes de la ovulación, ya que si se llevara a cabo antes de la regla, podría ser que estuvieras embarazada sin saberlo —quizá cuando la fecundación ya ha tenido lugar e incluso la implantación— y la prueba podría perjudicar el desarrollo del embarazo. La histerosalpingografía se hace en un lugar especializado, no la hace el ginecólogo, sino el radiólogo. Tu médico te aconsejará el centro más adecuado.

En estudios más profundos, más completos, es posible que tu médico solicite una ecografía transvaginal especializada de alta resolución utilizando tecnología 3D. Esta tecnología permite captar una imagen tridimensional del útero con la que es posible estudiar de manera muy completa la cavidad endometrial; es decir, cómo es la cavidad del útero y si el embrión va a poder implantarse.

También puede solicitar una **histerosonografía**, otra variante muy especializada de la ecografía transvaginal que se utiliza para conocer el estado de las trompas y dibujar el interior de la cavidad endometrial. Se lleva a cabo introduciendo un poco de líquido o un gel especial en el interior del útero y se observa si se difunde a través de las trompas, comprobando si estas son permeables o no. En los casos en que sea necesario, no en todos, muchas veces se completa el estudio de la cavidad endometrial mediante una prueba especial denominada **histeroscopia**, en la que se introduce un tubito de menos de un centímetro de diámetro con una cámara de televisión en su extremo conectada a una fuente de luz para ver el interior de la cavidad endometrial, no limitarse a intuirlo con la ecografía. Gracias a la histeroscopia, el especialista puede verlo perfectamente con sus propios ojos.

3.1.2 ¿QUÉ LE VAN A HACER A MI PAREJA?

En esta primera visita también se estudia al otro miembro de la pareja, en el caso de tratarse de una pareja heterosexual. Ya hemos dicho que las causas de falta de embarazo se deben tanto al hombre como a la mujer.

1. Seminograma

El ginecólogo, además de preguntarle por la historia clínica (antecedentes de enfermedades infecciosas como la parotiditis, que puede alterar la producción de espermatozoides, o si ha tenido enfermedades sexuales venéreas que pueda haber transmitido), solicita un seminograma, que es un estudio completo del semen del varón, para comprobar si los parámetros de este líquido orgánico son los adecuados para que se consiga el embarazo. El estudio, aparte de otros datos, nos dará el número de espermatozoides móviles y el volumen del eyaculado, con lo que se puede determinar si el semen es capaz de ser fecundante o no.

2. Análisis de sangre y cariotipo

Tu pareja tendrá que someterse a un análisis de sangre, que incluye una prueba que también se te pide a ti, el cariotipo, con la que se comprueba si los cromosomas son normales o no. En ocasiones puede pasar que tengamos lo que llamamos translocaciones equilibradas, que significa que tenemos todos los cromosomas que debemos tener, no perdemos ni ganamos, pero los genes están situados en un cromosoma distinto al que deberían. Para uno mismo esto podría no ser un problema porque tiene todos los genes; sin embargo, en el caso de que se quiera tener un hijo, es posible que al dividirse los cromosomas no se pase el número exacto de genes que se tienen que pasar y se transmitan menos o más, con lo cual existe el riesgo de que no haya embarazo o de que haya abortos. Es muy importante mirar el cariotipo de los dos miembros de la pareja.

3.1.3 DECIDIR CUÁL ES LA MEJOR OPCIÓN

Es posible que todas estas pruebas sean suficientes para que el especialista pueda empezar a plantear cuál es el mejor tratamiento de fertilidad. En caso de que hubiera alguna anomalía, se te remitirá al especialista adecuado: andrólogo, genetista, etc. Por otra parte, si ha encontrado un pólipo o un mioma que justifique la falta de embarazo, es posible que te recomiende la cirugía para extirparlo. Si no es así, probablemente se ponga ya en marcha para iniciar el tratamiento de fecundación asistida que corresponda.

Las técnicas de fecundación —más adelante explicaremos en qué consiste cada una— se engloban básicamente en tres grandes grupos:

1. La inducción a la ovulación.
2. La inseminación artificial.
3. La fecundación asistida.

Si hay falta de ovulación, cosa que se detecta en los análisis que se realizan con los ciclos menstruales, lo que hará el médico será provocarla, es decir, inducir la ovulación y aconsejarte que tengas relaciones sexuales en los días en que se demuestre que eres fértil, que son los días en que ovulas.

Si el problema está en el varón, cabe la posibilidad de que te recomiende hacer una inseminación artificial con semen de la misma pareja. En el laboratorio se puede intentar mejorar la calidad del semen. Asimismo es posible que te aconseje al mismo tiempo inducir la ovulación en un día determinado del ciclo, aunque también podría ser, en función del caso, que aproveche tu ovulación natural. Con independencia de que sea una ovulación inducida o natural, se toma el semen de la pareja, se mejora en el laboratorio y se introduce en tu útero, lo que va a hacer que aumenten las posibilidades de embarazo. El gran problema de esta técnica es que la tasa de embarazos por cada intento de inseminación es baja, alrededor de un 15 por ciento. Por eso se recomienda en aquellos casos en los que claramente se considere un beneficio (por ejemplo, que haya una pequeña disfunción del semen del varón asociada o no a una pequeña disfunción ovulatoria en la mujer, con lo cual, al mejorar las dos partes de la pareja, se puede aumentar las opciones de la gestación). Si no es ese el caso y el semen es de tan mala calidad que al usarlo las posibilidades de embarazo son prácticamente nulas, también es posible que te aconsejen hacer una inseminación con semen de donante. De este modo se soluciona el problema de la falta de calidad seminal del varón. Esta opción debe ser discutida en profundidad por los dos miembros de la pareja.

Hoy, generalmente, los centros de fecundación asistida siempre recurren a la fecundación *in vitro* porque es la técnica que, en casos de esterilidad en la pareja, ofrece más garantías de éxito. Las tasas de embarazo dependen, claro está, de la edad de la mujer, pero como hemos dicho, son muy altas: cada vez que colocamos embriones en el útero de una paciente, las posibilidades de éxito superan el 40 por ciento.

Por supuesto, también puede ocurrir que el médico determine que tienes una muy baja reserva ovárica. En ese caso, hay diferentes opciones, que ya veremos, aunque es posible que tu médico te plantee soluciones drásticas pero eficaces como la ovodonación, por ejemplo, que es usar óvulos de una donante joven. Insistiré en ello más adelante.

En este caso, debes tener en cuenta la expresión de los genes. La forma de ser de cada uno depende de los genes que tiene, pero también de cómo estos se expresan. Hay genes que se expresan y otros que se silencian, es decir, que no se expresan. Y esto depende muchas veces del ambiente, del entorno en el que viva y se desarrolle el embarazo, de cómo se alimente...

Es decir, que la madre gestante, y no la madre cromosómica, es la que va a influir más en la expresión de los genes. Es lo que se denomina epigenética; esto es, qué genes se expresan y cuáles no. Y muchas veces el embrión se va a parecer incluso más a la madre gestacional que a la cromosómica.

No deberías asustarte ni preocuparte si te ofrecen esta opción. Ya veremos más adelante que en algunos casos hay otras alternativas, pero en otros la donación de óvulos o espermatozoides pueden ser las únicas opciones viables.

3.2 PRIMERA VISITA AL MÉDICO POR UN PROBLEMA GENÉTICO PREVIO

¿Qué se debe hacer si se diagnostica un problema genético o si tú llegas a la consulta sabiendo que existe un problema genético o cromosómico en ti o en tu pareja? Antes de nada, no te preocupes. Muchas veces hay solución desde el punto de vista reproductivo para estos problemas. Además de las pruebas básicas ya explicadas (historia clínica, exploración física, ecografía transvaginal y analítica hormonal), tu especialista te remitirá a un médico especialista en genética que estudiará tu caso y decidirá cuál es la mejor manera de proceder.

Si, por ejemplo, se trata de alguna enfermedad relacionada con el sexo (esto es, que la padecen solo los hombres o solo las mujeres), pero no disponemos de técnicas tan precisas como para saber si el embrión es portador de la enfermedad y no tenemos aún la posibilidad de detectar una determinada anomalía, podemos seleccionar embriones femeninos o masculinos para su implantación en el útero. Lo cierto es que, en la actualidad, en cuanto se detecta en un adulto la presencia de un gen anómalo, los genetistas pueden identificar esa anomalía incluso en un embrión de muy pocas células, de tal manera que al útero materno solo se transfiera un embrión sano no portador de la anomalía.

Lo más probable es que te recomiende seleccionar embriones sanos mediante técnicas especiales con las que contamos hoy, como el diagnóstico genético preimplantacional (DGP), que significa que, una vez que se han formado estos embriones en el laboratorio, los biólogos expertos y los genetistas los estudian, tanto desde el punto de vista cromosómico como genético, para analizar si son portadores o no de anomalías. Esto se lleva a cabo mediante técnicas muy sofisticadas, como son el uso de **sondas genéticas** o las denominadas de hibridación *in situ*, capaces de detectar si un embrión es portador o no de cierta enfermedad. Resumiendo, solo se van a transferir a tu útero embriones sanos, que no lleven la enfermedad.

3.3 PRIMERA VISITA AL MÉDICO SI SOY UNA MUJER SOLA

En el caso de las mujeres que no tienen pareja y que desean ser madres, el médico ha de tener algunas consideraciones especiales. La primera es que probablemente no sean estériles. Por tanto, debe suponer que estas pacientes son mujeres sanas y que se podrán quedar embarazadas. La primera aproximación es confirmar esa supuesta normalidad. Así que, como en los casos anteriores, hay que recopilar la historia clínica y llevar a cabo una exploración física, una ecografía transvaginal y una analítica hormonal para poder concluir definitivamente que no tienen ningún problema. En función de su edad, el especialista adoptará unas medidas u otras. Si son mujeres jóvenes, es decir, menores de treinta y cinco años, tras realizar las pruebas básicas e imprescindibles y comprobar que todo está bien, lo más recomendable es la inseminación que, claro está, tiene que ser con espermatozoides de banco. Si se hace en el momento del ciclo que toca, controlando la ovulación mediante la ecografía y los análisis hormonales, no hará falta ninguna cosa más.

En algunos casos, y en función de los hallazgos y de la edad, será necesario estimular la ovulación para asegurar que la inseminación se lleve a cabo en el momento de mayor fertilidad del ciclo.

Cuando la mujer tiene más de treinta y cinco años, se actúa en función de su reserva ovárica. Por supuesto, también aquí recurrimos a espermatozoides de banco. Si la mujer presenta una reserva ovárica disminuida, se procede del mismo modo que cuando la mujer tiene pareja masculina.

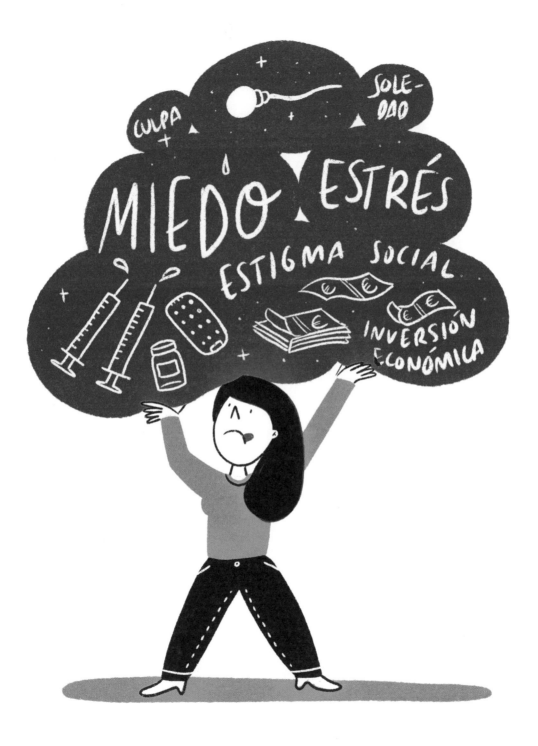

3.4 PRIMERA VISITA MÉDICA SI TENGO PAREJA FEMENINA

En el caso de las mujeres con pareja femenina, se procede del mismo modo que con la mujer que decide ser madre sola. Son mujeres que no se embarazan por la falta del factor masculino, no porque exista algún tipo de disfunción. Por tanto, la primera visita sirve para confirmar que no hay ningún impedimento para el embarazo. La mujer que va a gestar es la que se somete a las pruebas. También se puede dar el caso de que las dos deseen quedarse embarazadas a la vez; si es así, se actúa en consecuencia.

Igual que ocurre con la mujer que acude sola a la consulta, se le hacen las pruebas mínimas necesarias (historia clínica, exploración física, ecografía transvaginal y analítica hormonal) para confirmar que todo está bien y, en función de la edad y los resultados, se recomienda la técnica de fertilidad más adecuada. Aquí el semen va a provenir también de un banco por la falta del factor masculino. Pero, en este caso, hay que tener en cuenta otra consideración. Si por fallo ovárico hay que recurrir a la donación de óvulos, la pareja podría ser la donante. Es lo que denominamos el método **ROPA** (acrónimo de **recepción de ovocitos de la pareja**). Este método consiste en estimular a la pareja que no va a gestar y colocar los embriones fecundados con semen de banco en la otra mujer, la que va a poner el útero. Es un método en el que realmente existen dos madres, una pone los óvulos y la otra, el útero.

Cuando se plantea este método, puede que la pareja tenga claramente decidido cuál es la mujer que va a poner los óvulos y cuál la que va a gestar, pero en caso de que pidan consejo a su médico, este analizará cuál de las dos tiene mejor reserva ovárica, cuál tiene mejor calidad de óvulos y cuál de las dos está en mejores condiciones físicas y mentales. Y en función de estos hallazgos, aconseja quién debe ser la donante de óvulos y quién la que geste.

Capítulo 4

TRATAMIENTOS MÉDICOS

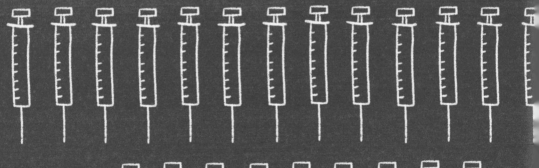

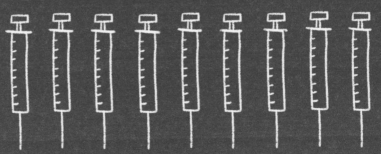

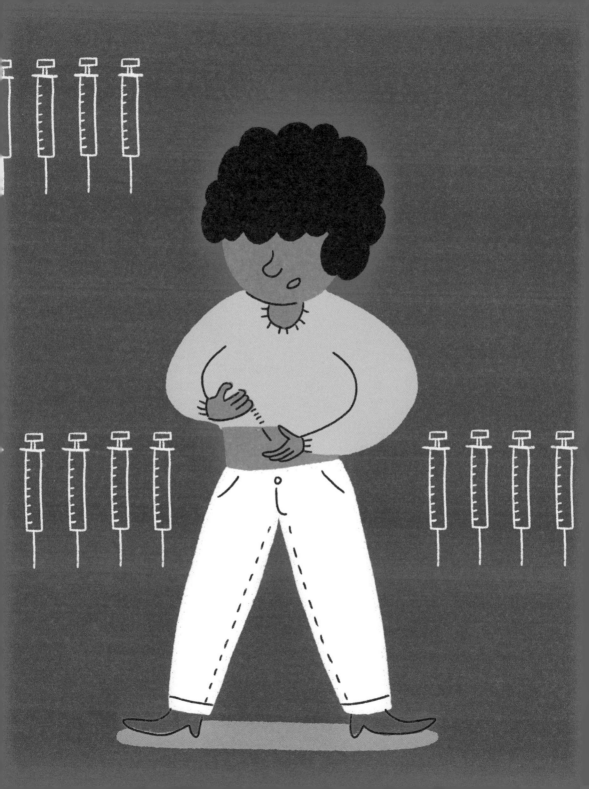

En este capítulo empezaremos hablando sobre tratamientos naturales y los cambios que se pueden hacer en el estilo de vida para favorecer la gestación que se está buscando. Luego nos adentraremos en los tratamientos médicos.

Ya hemos dicho que una buena planificación es esencial y que la calidad y la cantidad de los óvulos disminuye a medida que pasan los años. Recuerda que el momento en que una mujer cuenta con el máximo número de óvulos es cuando aún está en el vientre de su madre y que nada más nacer, los más de seis millones de óvulos disminuyen y se quedan en poco más de dos millones; es decir, el número de óvulos se reduce en más de dos terceras partes. Con la regla se pierden unos mil óvulos en cada ciclo menstrual hasta alcanzar la menopausia. Y no hay que olvidar que, además, cada mes el ovario elige los mejores óvulos entre esos mil. Así que, a lo largo de los años, tanto la cantidad como la calidad de los óvulos decrecen.

Por eso, la mejor edad para quedarse embarazada es entre los veinte y los treinta o treinta y dos años. Después, la tasa de anomalías genéticas en los óvulos aumenta: a partir de los cuarenta años, en un 60 por ciento, y a los cuarenta y tres o cuarenta y cuatro, en un 95 por ciento. A medida que la mujer cumple años, tener un hijo sano le resulta cada vez más difícil.

Por tanto, la primera pregunta que tienes que hacerte, tengas la edad que tengas, es si quieres ser madre ahora o en el futuro. Y plantearte si vale la pena preservar o congelar óvulos o no.

4.1 TRATAMIENTOS NATURALES

4.1.1 CAMBIOS RECOMENDABLES EN EL ESTILO DE VIDA

Si ha llegado el momento de quedarte embarazada, hay unos cuantos consejos que te pueden ayudar a tener éxito en el proceso reproductivo. Vamos a recordarlos.

El primero es que debes **alimentarte de forma adecuada**, con una dieta equilibrada, rica en nutrientes y baja en grasas malas. Come frutas y verduras, que contienen antioxidantes y antiinflamatorios que van a evitar que las células se lesionen por la presencia de radicales libres. El omega 3 de algunas frutas como el aguacate y del pescado azul o los frutos secos ayudan a gozar de un buen equilibrio entre el sistema inmunitario y la salud de los ovarios.

El **ejercicio físico** es una gran ayuda. Los efectos del deporte son incuestionables tanto en lo físico como en lo mental, pero recuerda que ha de ser un ejercicio moderado. La actividad física moderada modula cómo las hormonas actúan en las células, pero la excesiva puede causar desequilibrios hormonales importantes que ocasionen la desaparición de la regla por falta de ovulación y, por consiguiente, las opciones de conseguir el embarazo disminuirían. Se puede practicar cualquier deporte sin caer en los excesos y el estrés que puede generar la competición, por ejemplo. La natación, los paseos, el yoga, etc., ayudan a disminuir los niveles de estrés que pueden interferir en la ovulación.

Has de **vigilar el peso**. El exceso de peso es dañino para la fertilidad, pero también lo es estar demasiado delgada. Tener un peso adecuado es igual de importante para el hombre que para la mujer. El exceso de grasa va a modificar el metabolismo de los estrógenos en la mujer y de la testosterona en el hombre.

Por otra parte, hay que **evitar tóxicos** como el alcohol y el tabaco, especialmente perjudiciales para la salud reproductiva del hombre y de la mujer. Más de tres dosis de bebidas alcohólicas al día pueden desajustar la ovulación de la mujer y repercutir en la caída del número de espermatozoides del hombre, y no está de más recordar que el alcohol está completamente contraindicado para las mujeres embarazadas. Por tanto, se debería dejar de beber alcohol cuando se busca el embarazo. El tabaco, por su parte, es nocivo, puede dañar el **ADN** de las células de nuestro cuerpo incluyendo, cómo no, los óvulos y los espermatozoides. Así que lo recomendable es dejar de fumar.

Exponemos a continuación unos números para ilustrar muy bien los efectos nocivos de los malos hábitos de salud y vida sobre la fertilidad. La Sociedad Americana de Medicina Reproductiva, la **ASRM** por su nombre en inglés, calcula que un 13 por ciento de la esterilidad se atribuye al tabaco. Este disminuye la reserva ovárica, por lo que se estima que la menopausia se adelanta unos cuatro años. Sabemos que multiplica por dos la tasa de abortos. En cuanto a la fecundación *in vitro*, existen estudios que demuestran que las mujeres que fuman necesitan más dosis de hormonas para conseguir una respuesta adecuada, y que esta obtiene un menor número de ovocitos en ellas que en las mujeres no fumadoras. Se ha demostrado que hace falta casi el doble de ciclos de fecundación *in vitro* para que la mujer consiga un embarazo si es fumadora. Y lo mismo en el hombre; si es fumador, el volumen de semen disminuye, los espermatozoides empeoran y su movilidad decrece. Sabemos que el tabaco aumenta la fragmentación del **ácido nucleico** del ADN de los espermatozoides, que puede estar roto.

La obesidad es otro factor que dificulta la fertilidad, tal como acabamos de mencionar. La probabilidad de infertilidad en mujeres obesas es del 36 por ciento, mientras que en la población general es del 10-15 por ciento. Si el índice de masa corporal (IMC) es 20-25, el peso es normal; si es 25-30, indica que hay un ligero sobrepeso y a partir de 30, se habla de obesidad. Se ha demostrado que a partir de 29, por cada punto de

IMC que se aumente, disminuye un 5 por ciento la tasa de embarazos acumulados en un año. Es decir, una mujer que tenga un IMC de 40, diez puntos más de lo aceptable, tiene un 50 por ciento menos de tasas de embarazo acumulado en un año. Se incrementa el tiempo de gestación y la tasa de abortos. En la fecundación *in vitro*, baja la tasa de implantación y las tasas de embarazos clínicos, disminuye el número de recién nacidos y aumentan los índices de abortos. En el hombre, la obesidad aumenta la disfunción eréctil (la multiplica por tres o por cuatro), sube la cantidad de estrógenos y disminuye la cantidad de testosterona. Esto se debe a que la grasa sintetiza los estrógenos, y eso influye de manera negativa en la función reproductiva masculina.

Por otra parte, el alcohol disminuye la tasa de fertilidad en una mujer hasta un 50 por ciento, y en la reproducción asistida reduce el número de ovocitos, se obtienen embriones de peor calidad y baja la tasa de implantación

No he mencionado hasta casi el final la cafeína porque su uso es muy controvertido: en cantidades moderadas, entre dos y tres tazas de café al día, no parece afectar la fertilidad ni los tratamientos de reproducción asistida.

Por último, es muy importante que te pongas en contacto con un especialista y le expliques tu deseo reproductivo. Ese profesional valorará cuál es tu estado de salud general y tu estado de salud reproductiva, corregirá posibles defectos y te dará consejos adecuados sobre cómo prepararte para el embarazo.

Sobre todo, te va a indicar que tomes suplementos de ácido fólico para prevenir algunas anomalías o malformaciones en el feto. Aunque hay muchos alimentos ricos en esta vitamina (las verduras, por ejemplo, sobre todo, las verdes como las espinacas y las acelgas), estos suplementos ayudan a prevenir anomalías del tubo neural, que es, como si dijésemos, el cráneo, el continente del sistema nervioso central. La caja craneal y la columna vertebral, que es como un tubo, se forman muy pronto durante la gestación: si contamos desde el primer día de la concepción, se calcula que empiezan a formarse desde las semanas cuatro y cinco después de la última regla y se acaban de cerrar en la seis. Es decir, seis semanas después de la última regla es justo dos semanas después de la primera falta. Muchas veces, mujeres con ciclos irregulares pueden pensar que aún no están embarazadas, que simplemente tienen una falta, creyendo que se les ha retrasado cuando en realidad están embarazadas, y esas semanas son preciosas para el desarrollo del tubo neural.

Por ello, si estás buscando quedarte embarazada, es muy importante que tomes suplementos de ácido fólico desde antes de la gestación para que, en el momento de la fecundación y durante las primeras semanas de embarazo, los niveles sean adecuados.

Los suplementos de ácido fólico —que es una vitamina del grupo B, la B9— son absolutamente inocuos, su ingesta continuada no produce ningún problema en la mujer, aunque por ella misma y su dieta tenga ya niveles altos. Al aumentar estos niveles con los suplementos, el riesgo de que su futuro hijo o hija tenga malformaciones será aún más bajo.

4.1.2 SUPLEMENTOS ALIMENTARIOS Y FERTILIDAD

¿Qué suplementos alimentarios pueden ser beneficiosos para que una mujer consiga el embarazo? Y como el embarazo es cosa de dos, hablaremos también de suplementos y dieta para hombres.

Ya hemos dicho cuán importante es tomar ácido fólico o vitamina B9 (unos cuatrocientos microgramos al día) desde el momento en que la mujer toma la decisión de quedarse embarazada para evitar problemas en el sistema nervioso central del futuro bebé, pues así, cuando el embarazo se haya puesto en marcha, la madre ya tendrá niveles altos de ácido fólico en sangre. Pero hay otros alimentos o nutrientes que favorecen el curso adecuado del ciclo menstrual, ya que su función es proteger las mucosas, el tejido que reviste las diferentes cavidades del interior del cuerpo, incluyendo la cavidad uterina: el endometrio.

- Hablamos de sustancias como la vitamina A y los betacarotenos. La vitamina A participa en la regulación de algunas fases del ciclo menstrual y en otros aspectos de la reproducción femenina, así que es importante tener niveles adecuados de esta vitamina y de beta-carotenos, aportados por una alimentación rica en frutas y hortalizas, sobre todo las de colores más rojos y anaranjados, como las zanahorias, tomates, etc.

- A la vitamina E se la llama la vitamina de la fertilidad porque su déficit se ha relacionado con la falta de capacidad reproductiva en algunas especies animales. Sin embargo, no existen suficientes estudios en humanos como para poder afirmar de manera rotunda que hay una íntima relación entre la vitamina E y el sistema reproductor. Esta vitamina es un antioxidante muy potente que protege los tejidos de la acción de los radicales libres y de las toxinas ambientales y sustancias peligrosas. Así pues, una mujer que busca la gestación debería asegurarse de contar con unos niveles adecuados de vitamina E, que puede conseguir consumiendo aceites vegetales, especialmente el de oliva, y los frutos secos con más grasa, como las almendras, las avellanas, las nueces.

- Otros antioxidantes como la vitamina C protegen el desarrollo del óvulo y posiblemente la placenta. La encontramos en toda una serie de alimentos, como los cítricos, que cuando estás buscando un embarazo, debes empezar a tomar. De hecho, todos deberíamos consumir cítricos, pero son alimentos especialmente indicados para la mujer que busca la gestación.

Fertilidad

- Los niveles bajos de vitamina D se han relacionado con una mayor tasa de abortos, por lo que es necesario tener niveles adecuados de esta sustancia, que se encuentra muy presente en la leche y sus derivados.

- El zinc, un elemento químico, influye en la ovulación y la fertilización del óvulo, así que también se recomienda tener unos niveles adecuados de esta sustancia durante la gestación, lo que puede conseguirse ingiriendo proteínas de origen animal (marisco, huevo...), pero también legumbres.

Los hombres, por su parte, también deben asegurarse buenos niveles de antioxidantes, vitaminas y ácidos grasos poliinsaturados, como los omega 3, que son imprescindibles para la formación de espermatozoides y que encontramos en el pescado, en frutas como el aguacate y en frutos secos como las nueces. Otros antioxidantes que los hombres deben tomar, igual que en el caso de las mujeres, son las vitaminas A, E y C y los betacarotenos, pues todas estas sustancias intervienen en funciones concretas del sistema reproductor masculino y protegen de anomalías producidas por los radicales libres. También se les aconseja, como a las mujeres, que tomen oligoelementos como el zinc y el cobre. El selenio es un antioxidante clave, con unas capacidades que influyen en la calidad y la movilidad de los espermatozoides. Lo encontramos en los cereales integrales, los pescados, los mariscos y también en frutas y hortalizas, aunque aquí su contenido varía en función del suelo en el que hayan crecido.

En resumen, la alimentación tiene un papel esencial a la hora de preparar a la pareja para la gestación.

4.1.3 ESTRÉS Y FERTILIDAD

Aunque no hay evidencias científicas que lo demuestren de manera absoluta, cada día se relaciona más el estrés con la fertilidad. Los especialistas estamos cada vez más convencidos de que los problemas derivados del estilo de vida actual afectan a la fertilidad.

El estrés es una reacción del cuerpo producida por la tensión que, debido a una situación familiar, laboral o personal, produce desasosiego y ansiedad. Sabemos que puede ser la causa de diferentes enfermedades y problemas, e incluso se ha citado como la enfermedad del siglo XXI. Sea lo que sea lo que lo provoca, el estrés produce en nuestro cuerpo una serie de reacciones que son muy parecidas: aumentan hormonas como la adrenalina y, sobre todo, el cortisol, al que se ha llamado la hormona del estrés. Se trata de hormonas buenas que, en situaciones de mucho riesgo, nos hacen reaccionar o permiten poner en marcha mecanismos que podrían salvar nuestra vida. Pero cuando este estado de alerta se cronifica, estas hormonas siguen pasando al torrente sanguíneo en cantidades más altas de lo normal y ello puede ocasionar un efecto nocivo para el organismo.

En los animales, estas hormonas también se han relacionado con la fertilidad. Se ha demostrado que en estos alteran el ciclo menstrual y la formación de espermatozoides y que los estados de estrés crónico causan infertilidad. Esto aún no se ha podido demostrar en los humanos, pero es muy probable que también nos ocurra lo mismo. La adrenalina y el cortisol actúan sobre la liberación de **gonadotropinas**. No olvides que, como decíamos al principio, el factor liberador de las gonadotropinas, la GnRH, se libera por pulsos. Pues bien, el estrés puede inhibir la producción de pulsos de la GnRH, lo cual puede producir amenorrea, que es la falta de menstruación, o una ovulación irregular, y, por tanto, los folículos no reciben suficiente cantidad de hormona para ovular de manera adecuada. E incluso en el caso de que la mujer ovule y llegue a haber una fecundación, puede que los niveles normales de estrógeno y progesterona que deberían haberse producido durante la primera fase del ciclo de esta ovulación no se hayan alcanzado y que, por tanto, la maduración del endometrio sea anómala y ello impida o dificulte la implantación del óvulo fecundado.

Por otra parte, la reproducción asistida, los tratamientos a los que se somete la mujer, también pueden producir estrés. Este proceso conlleva una gran carga emocional que puede influir en los resultados. Es muy importante aliviar esa carga psicológica.

> Pensábamos que sería un proceso fácil, porque nos considerábamos jóvenes, pero de repente, al entrar en el mundo de la fertilidad, vimos que no todo era tan bonito como lo imaginábamos... Mentalmente, es un proceso difícil. **ELENA**

Si te sometes a un procedimiento de fecundación asistida, habla con tu ginecólogo, con tu experto, y analiza la posibilidad de contar con ayuda psicológica para intentar regular todas estas hormonas.

4.1.4 RELACIONES ORIENTADAS EN EL CICLO

Otro aspecto importante que muchas parejas me comentan cuando están buscando el embarazo es si deben o no mantener relaciones sexuales programadas. Yo siempre he sido muy reacio a recomendarlo porque creo que las relaciones sexuales son una muestra del amor que existe en la pareja. Es una actividad placentera. Sin embargo, ya hemos dicho que, en el ciclo menstrual de la mujer, más que en su pareja masculina, influye mucho el estrés, el cerebro. Y sabemos que la hipófisis está regulada por el hipotálamo, que a su vez está regulado por la corteza cerebral. Si enfocamos la relación sexual a buscar el embarazo, eso puede ser el origen de disfunciones reproductivas que no son aconsejables. Por supuesto, si una pareja no consigue la gestación, es bueno que intente averiguar cuáles son sus días fértiles, que como sabemos es el periodo alrededor de la ovulación, es decir, catorce días antes de la regla. La mujer es fértil unos días antes y unos días después de esta, o sea, cinco o seis días al mes, y es bueno que haya relaciones en esas fechas, pero de nuevo, insisto, no por obligación.

Parece que, para la correcta recuperación de la cantidad de espermatozoides que se pierden en el eyaculado, lo recomendado sería tener relaciones cada cuarenta y ocho horas, alrededor de los días de la ovulación, pero si a la pareja le apetece tenerlas antes, no tienen por qué inhibirse. No podemos ser tan estrictos en eso; no queremos convertir una actividad humana en una obligación. Además, eso puede ser un lastre para la mujer.

Hay tiras reactivas que se pueden mojar en orina o en saliva para saber los días fértiles, lo que puede ayudar en los casos de parejas que ya llevan un tiempo buscando el embarazo, en las que la mujer tiene ciclos muy largos y les cuesta saber cuándo es la ovulación o en las que sus miembros viven separados, por lo que es bueno programar viajes cuando «toca»... En la actualidad, cada pareja es un mundo. La tradicional de señor y señora casados que viven juntos ha dado lugar a muchos tipos de parejas y cada una tiene que adaptarse a sus circunstancias.

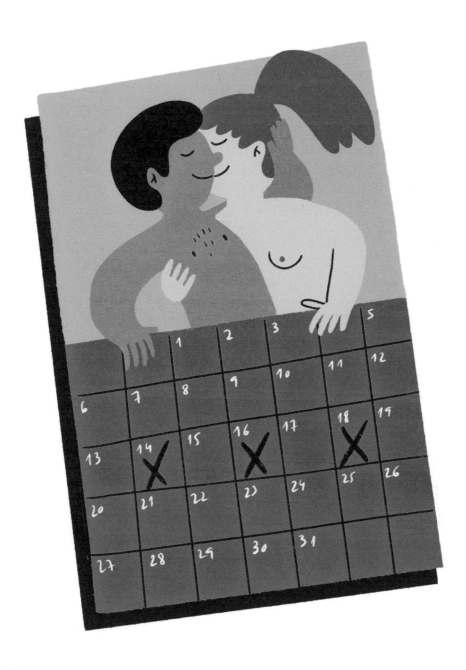

4.1.5 OTROS TRATAMIENTOS: FISIOTERAPIA, YOGA, OSTEOPATÍA

Existen otros cambios en el estilo de vida que podemos considerar tratamientos naturales de la infertilidad, como son la **fisioterapia**, el yoga, la osteopatía, etc. Por diferentes motivos, estas terapias pueden favorecer la fertilidad y facilitar la gestación.

El yoga, por ejemplo, ayuda a relajar y disminuir los niveles de estrés, lo que disminuye las posibles alteraciones que la mujer pueda experimentar en su ciclo.

Estas prácticas tienen otros beneficios en la fertilidad, como son equilibrar el sistema endocrino, lo que puede afectar directamente a la secreción hormonal, ayudar al sistema circulatorio para que el riego sanguíneo de la pelvis sea mejor y favorecer el drenaje linfático de esta zona, lo que posibilita que los ovarios hagan mejor su función, etc. Y, por supuesto, todas estas terapias contribuyen a liberar endorfinas, unos neurotransmisores que produce el cerebro y que se encargan de generar sensación de bienestar, pero también de bajar la inflamación, así que ayudan a que la mujer consiga su objetivo de quedarse embarazada.

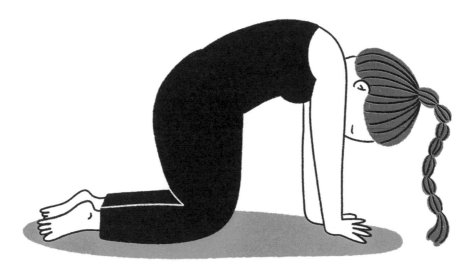

Fertilidad

4.1.6 NAPROTECNOLOGÍA

La **naprotecnología** (nombre en español para designar la *natural procreative technology*) es la subespecialidad de la medicina de la reproducción que busca restaurar la función reproductiva natural y conseguir la gestación mediante una relación sexual.

Esta tecnología utiliza todas las técnicas y conceptos que hemos estado explicando hasta ahora para intentar comprender mejor cómo funciona el ciclo y emplear estos recursos naturales con el objetivo de aumentar las posibilidades de embarazo de la mujer. Esta técnica empezó a aplicarse a principios de la década de 1980 en Estados Unidos, en el Saint Paul VI Institute de Nebraska, dirigido por el doctor Tom Hilgers. Lo que busca es estabilizar la función reproductiva y conseguir el embarazo mediante relaciones sexuales sin recurrir a técnicas médicas que necesiten inducción a la ovulación, medicamentos, etc. Sobre todo, trata de evitar los procesos que usan tecnología reproductiva como la fecundación *in vitro*, la inseminación, etc.

Su uso está cada vez más extendido, pero hay mucha discusión sobre su eficacia real. Algunos estudios la sitúan en un 35-38 por ciento, datos que, comparados con los resultados globales de la fecundación asistida, son más discretos. Hay muchos médicos que consideran que su eficacia puede ser incluso más limitada. Básicamente, es una manera de tratar y diagnosticar causas de infertilidad sin utilizar tecnología médica compleja.

4.2 TRATAMIENTOS MÉDICOS

A continuación, hablaremos de los tratamientos de la medicina tradicional que los expertos en fertilidad y los ginecólogos utilizamos para tratar a las mujeres y a las parejas con problemas reproductivos. El orden que vamos a seguir va del más simple al más complicado.

4.2.1 INDUCCIÓN DE LA OVULACIÓN

Es el tratamiento menos agresivo. Lo utilizamos cuando la mujer tiene ovulaciones que tardan mucho en producirse, que simplemente no se producen o cuando la calidad de la ovulación es defectuosa. Puede combinarse con otras técnicas, como la inseminación artificial, cuando el problema es del hombre en caso de ser una pareja heterosexual, cuando no hay pareja o cuando ambos miembros son mujeres.

El objetivo de la inducción a la ovulación es conseguir que la mujer ovule de manera adecuada en el momento que consideremos adecuado. ¿Cómo lo hacemos? Tenemos dos métodos:

1. Un tratamiento oral a base de pastillas de un medicamento llamado **clomifeno**, que es el nombre genérico. El clomifeno se toma entre los días cinco y nueve del ciclo y lo que hace es inducir la ovulación de un solo óvulo. Es muy poco probable que con un tratamiento oral se produzcan ovulaciones múltiples. Entonces, la mujer puede tener relaciones sexuales dirigidas al día de la ovulación. Muchas veces el médico hace una ecografía para confirmar que la medicación es efectiva, porque calculamos que la ovulación se va a producir a los cuatro o cinco días después de la última dosis de pastillas. Resumiendo, se cuentan cinco días a partir de la regla, ese día se empieza con la medicación, que suele acabar el día nueve del ciclo, y entre el cuarto y el quinto se produce la ovulación. La dosis varía entre una y tres pastillas al día, dependiendo de la mujer y la dificultad del caso. Y como digo, se puede ver mediante ecografías si la mujer está ovulando de manera adecuada o no. A menudo esto se hace solo en los primeros ciclos para determinar que esta, efectivamente, responde. Después podemos optar por controlarlo atendiendo a los cambios fisiológicos de la ovulación (por ejemplo, que el flujo hace más hilos y es más abundante, lo que confirma que la ovulación se produce, tal como ya hemos señalado).

¿Durante cuántos meses hacemos este tratamiento? En general, no solemos extenderlo más de cuatro o seis meses. Si el embarazo no se produce, hemos de tener en cuenta que es una mujer que viene con una historia de dificultad reproductiva, así que subiremos otro peldaño en su camino de tratamiento.

Se practica la inducción de la ovulación cuando el semen es correcto o como tratamiento complementario cuando existe un problema en el hombre, al que se trata mediante la técnica que corresponda. A veces son tratamientos orales, pero en general es inseminación, sea de la propia pareja o, cuando no hay pareja o el tratamiento de este semen es imposible, con semen de donante.

2. Otro tratamiento que tenemos para inducir la ovulación en casos más difíciles en que la mujer no responde al tratamiento oral es con inyecciones subcutáneas de las mismas hormonas que utilizamos para la **fecundación *in vitro* o FIV.** Con dosis mucho más bajas, por supuesto, que las que utilizamos para la FIV estándar, mujeres que no pueden ovular consiguen hacerlo.

   Se trata de hormonas como la FSH y la **gonadotropina menopáusica humana (HMG),** que son hormonas que actúan induciendo al ovario a madurar los óvulos que no lo hacen de manera espontánea. En estos casos, cuando se utilizan lo que llamamos gonadotropinas, es muy importante supervisar el control estricto del ciclo, porque el riesgo de una ovulación múltiple está presente.

Seguro que has oído hablar de casos de trillizos o de cuatrillizos. Hace años, en Iowa (Estados Unidos), hubo un caso que salió en la portada de la revista *Time*, que lo denominó «el milagro de Iowa». En realidad, no fue un milagro, sino un error médico. Una mujer dio a luz a ocho niños debido a una estimulación de la ovulación que no se controló y dio lugar a una ovulación múltiple. Fueron relaciones sexuales programadas, sin ningún control, muchos óvulos y espermatozoides y un embarazo múltiple con los riesgos asociados. Recientemente, también hemos conocido el caso de una mujer maliense que tuvo una gestación múltiple, con un número exageradísimo de fetos, nueve, algo que debe evitarse a toda costa, y que dio a luz en Marruecos.

Para que algo así no ocurra, hay que hacer controles ecográficos estrictos, monitorizar de manera exacta el ciclo de estimulación con gonadotropinas, tanto para relaciones sexuales programadas como para inseminación. Recuerda que la fecundación *in vitro* es un proceso diferente que explicaremos después. En la inseminación lo que buscamos es simplemente que la mujer ovule de manera espontánea y que la gestación también sea espontánea mediante relaciones sexuales programadas o inseminación con semen en el útero de la mujer.

4.2.2 TÉCNICAS DE REPRODUCCIÓN ASISTIDA (TRA)

En este apartado incluimos todas aquellas técnicas en las que hay una participación activa del médico en el proceso que va más allá de la indicación de la medicina o del control de lo que sucede en la ovulación. Veamos cuáles son.

4.2.2.1 Inseminación artificial

Hay diferentes tipos de inseminación artificial. Hoy, la que tradicionalmente se denominaba inseminación artificial conyugal (IAC) se utiliza pocas veces. Es la inseminación artificial con el semen del varón de la pareja. Se puede asociar o no a técnicas de estimulación de la ovulación, es decir, se puede inducir la ovulación en la mujer para conseguir que sea perfecta y así aumentar las posibilidades de éxito. La IAC se hace sobre todo cuando, además de un problema en el varón, existen problemas de ovulación en la mujer. Pero también se puede hacer cuando el problema solo lo tiene el hombre.

Cuando el semen de la pareja presenta alteraciones, tiene falta de concentración o un número bajo de espermatozoides o cuando estos son poco móviles, aparte de someter al hombre a algún tratamiento médico, se mejora la calidad del semen mediante técnicas específicas en el laboratorio. Luego inyectamos el semen en el útero, y no en la vagina, como se hacía antes, porque de esta forma tenemos muchas más garantías de éxito.

El semen se coloca en el interior del útero mediante una cánula muy fina. La técnica apenas produce molestias en la mujer más allá de la colocación del espéculo, las pinzas de pato, como las llaman muchas de mis pacientes, que permite ver el cuello de la matriz para poder introducir la fina cánula con la que se deposita el semen. Es una cantidad muy pequeña de semen que se ha mejorado en el laboratorio, normalmente medio centímetro cúbico o un centímetro cúbico como máximo. En ese pequeño volumen hay un gran número de espermatozoides móviles y capaces de fecundar al óvulo.

Esto hay que hacerlo el día de la ovulación, y puede hacerse una o un par de veces durante el ciclo para asegurar al máximo las posibilidades de gestación.

Otra posibilidad es que el semen sea de un donante. Normalmente, también hay que ir al laboratorio, pero recuerda que la calidad del semen ya está garantizada, ya que los donantes, por ley, deben tener un semen de calidad excelente. Si no es así, no pueden optar a ser donantes. El proceso es el mismo y suelen recurrir a él mujeres sanas o que quizá solo tengan algún problema de ovulación, pero cuya pareja masculina tenga un problema grave de semen que las técnicas actuales no permitan tratar de ninguna manera. También pueden beneficiarse de esta técnica mujeres solas, sin pareja masculina o con una pareja femenina. Muchas veces no es necesario utilizar técnicas para estimular la ovulación, aunque es muy probable que practiquemos este tipo de técnicas para poder hacerlo de manera adecuada y conseguir el máximo de garantías posibles.

No puedo dejar de mencionar, porque este es un libro que pretende estar muy al día de las técnicas de reproducción que una mujer puede utilizar en la actualidad, sin entrar a valorarlo, el hecho de que ahora es posible conseguir a través de webs especializadas semen de calidad para someterse a lo que podríamos denominar una inseminación artificial casera. Tras solicitarlo en la web, la mujer recibe un kit para inseminarse ella misma. Por supuesto, tiene que hacerlo en el día concreto de la ovulación y para determinarlo, tendrá que recurrir a técnicas que emplean la saliva o la orina. No será una inseminación intrauterina, como la que practican los médicos, sino una inseminación intravaginal. El porcentaje de embarazos es menor, pero es un proceso más sencillo y totalmente anónimo. La garantía de que el semen va a funcionar existe, pero hay que buscar una web seria que realmente la dé. Puede ser un recurso para mujeres solas o mujeres sin pareja masculina que deseen una técnica de embarazo de manera relativamente fácil y anónima. No está de más recordar que no han de presentar ningún problema ovárico, pues de tenerlo, sí deberían acudir a su especialista.

4.2.2.2 Fecundación *in vitro* (FIV)

Las técnicas de fecundación asistida, especialmente la fecundación *in vitro* o FIV, se han convertido hoy en el estándar del tratamiento de las mujeres y las parejas con problemas reproductivos.

Tanto si es la mujer como si es el hombre, tanto si es una mujer sola como si tiene una pareja femenina, en la gran mayoría de los casos, el especialista en fertilidad va a recomendar el uso de una de estas técnicas. Y, como decía, la técnica paradigmática de la fecundación asistida es la FIV.

Fertilidad

¿En qué consiste? Antes de explicarla, recuerda que cada mes el ovario pone a madurar unos mil óvulos, de los que solo uno —muy pocas veces dos— consigue madurar y ponerse a disposición para ser fecundado.

Etapas de la FIV

La FIV es un proceso que tiene varias etapas. La primera es conseguir que, en lugar de que madure solo un óvulo de los que pone a madurar el ovario, maduren más: ocho, diez, doce… Mediante controles ecográficos y analíticos, observamos cómo maduran los folículos, el crecimiento de los óvulos y el nivel hormonal que se está produciendo. Cuando alcanzamos el estado adecuado, obtenemos los óvulos (ya explicaremos más adelante cómo) y en el laboratorio los fecundamos con semen de la pareja o de un donante, en función de las circunstancias de cada persona sometida a este procedimiento. Cuando tenemos los embriones, tres o cinco después de la fecundación, transferimos uno al útero de la madre. En efecto, transferimos, generalmente, no más de un embrión; en algunos casos pueden ser dos, pero nunca tres, cuatro o más. Por eso decía antes que, con esta técnica, el riesgo de embarazo múltiple es mucho menor, más aún con la política de **transferencia** de embriones que estamos siguiendo hoy, a diferencia de lo que ocurre con la inseminación artificial, en la que el proceso de fecundación tiene lugar de manera autónoma dentro del cuerpo de la mujer y fuera del control del médico.

Una vez que se ha hecho la transferencia, se tarda diez o doce días en saber si la mujer está embarazada y un par de semanas en saber si el embarazo es viable o no. También podemos ver en una ecografía el latido cardíaco y ver cómo crece el feto, que es el deseo que tenemos todos.

Vamos a explicar un poco la técnica de la FIV estándar, que es la primera que se llevó a cabo y la que todo el mundo tiene como patrón. Después veremos que hay muchas variaciones sobre esta técnica, las cuales se aplican teniendo en cuenta los matices de cada caso, para optimizar los resultados en función de la paciente, la pareja, etc.

Pero veamos, primero, una por una y con más detalle las diferentes etapas de la FIV.

Primera etapa: la estimulación de la ovulación

Son muchos los medicamentos que ya existen (biosimilares, no biosimilares...) y cada día hay más avances que consiguen optimizar la respuesta de la mujer para obtener el número adecuado de ovocitos, incluso en casos en que la respuesta, por lo que sea, puede ser inadecuada, disminuyendo el principal riesgo de esta etapa, que es la hiperestimulación. Un exceso de estimulación, tal como explicaremos más adelante, puede ser una complicación seria que incluso obligue al ingreso de la paciente.

Existen dos grandes tipos de estimulación de la ovulación: la llamada de protocolo largo y la de protocolo corto.

En el tratamiento largo (la de protocolo corto la explicaremos más adelante), muchas veces lo que se hace es inhibir, detener, la función del ovario, de tal manera que quede como en punto muerto. Recuerda que el ovario está regido por el hipotálamo y la hipófisis, y lo que conseguimos es que el ovario se desconecte de ambos. Entonces pasamos a estimular el crecimiento folicular mediante la administración de gonadotropinas, que debería haber segregado la hipófisis, pero no lo ha hecho porque hemos dicho que la hemos dejado en reposo, deteniendo el estímulo que la hace funcionar. Para pararla podemos utilizar anticonceptivos u otros fármacos que tienen un efecto similar y que están muy relacionados con las hormonas que produce la hipófisis, y sobre todo con la que produce el hipotálamo, que es el que la hace funcionar.

El primer fármaco que tuvimos era el análogo del factor liberador de gonadotropinas, una hormona que segrega el hipotálamo y que es la que hace funcionar la hipófisis. Pues bien, el hipotálamo segrega esta hormona como a pulsos, en pequeñas cantidades, cada equis minutos. Cuando lo administramos nosotros de manera médica mediante una inyección, sea intramuscular, subcutánea o por administración intra-nasal, lo que hacemos es saturar el cuerpo con este fármaco, que es muy similar a la hormona natural. El fármaco actúa en nuestro orga-nismo a través de unos receptores en las células, así que saturamos los receptores. Imagina que estos son una cerradura en una puerta y que esta hormona abre esa puerta introduciendo una llave en la cerradura. Digamos que es como si pusiéramos silicona en la cerradura. Con toda la cantidad de hormonas que administramos, bloqueamos los recepto-res y hacemos que la hormona haga efecto, con lo que la hipófisis deja de funcionar.

Otra manera de hacerlo es mediante el antagonista de ese factor libe-rador de gonadotropinas. Si yo quiero que una sustancia deje de tener efecto, administro su opuesto y, efectivamente, consigo que deje de hacer efecto.

Elegir un medicamento u otro depende de cada caso. Depende del nú-mero de días que se va a tener que usar, de la posibilidad de respuesta, de la experiencia del médico y la experiencia previa de la mujer, etc. Por lo tanto, es muy difícil decir qué medicamento es mejor y cuál peor. El mejor para ti será el que te indique tu especialista.

Si es un caso normal, por lo general tu médico empezará con la técnica más estándar que se utilice con mujeres de tu edad y que emplee el centro concreto en el que estás siendo atendida, y si no respondes a esa técnica, el médico cambiará de tratamiento. Lo mejor que puedes hacer es dejar que te aconseje.

Una vez que se ha conseguido inhibir la hipófisis y, por tanto, el ovario está en punto muerto, hay que estimular el crecimiento folicular. Es decir, iniciar la pauta de estimulación.

La pauta de tratamiento que se administre en este momento también dependerá de cada mujer, de su edad, de sus antecedentes, de si previamente ha sufrido alguna operación en su aparato genital, de los niveles hormonales, de la reserva ovárica que es tan importante, etc. En función de todo esto, el médico decide cuál es el mejor fármaco de los muchos que hay disponibles hoy en día en el arsenal terapéutico de los especialistas en fertilidad y qué dosis utilizar.

Te aconsejará tratamientos que se administran por vía subcutánea. Tienes que inyectarte tú misma ese medicamento. Para ello, tienes desde ampollas que has de preparar tú hasta lo que llamamos plumas, aparatos donde los viales ya vienen precargados y que se pueden modificar de manera muy sencilla. Los dosificadores son muy visuales y muy fáciles de autoadministrar, algo muy parecido a lo que hacen los diabéticos. El médico determina con qué dosis empezar y, en función de la respuesta, se sube o disminuye la dosis, incluso es posible que se añadan otros fármacos. Como digo, el proceso es muy variable, muy individualizado. Lo que se intenta hacer es establecer una pauta específica para cada paciente con el objetivo de obtener el mejor resultado posible.

Una vez decidida la pauta, los médicos hacen controles para ver cómo está yendo el tratamiento. Estos son muy importantes. Cuando pacientes residentes en otras ciudades me dicen que quieren someterse a un proceso de fecundación asistida en mi centro, siempre les digo que, aunque estaríamos encantados de poder ayudarlas, es más recomendable que este tratamiento lo hagan en su ciudad porque requiere controles periódicos, unos dos, tres o cuatro durante los ocho, diez, doce días que va a durar el proceso de estimulación. Los controles son ecográficos, se comprueba el número de los ovocitos, si los folículos están creciendo, el tamaño de estos, etc. También, en algunos casos, aunque no siempre, se llevan a cabo controles analíticos para verificar el nivel hormonal que alcanza la mujer. Cuando llegamos a cierto nivel hormonal y a cierto tamaño de los óvulos (el que más crece suele medir dieciocho o veinte milímetros de diámetro) y al número adecuado de folículos, que es ocho-doce, decidimos inducir la ovulación.

Los óvulos van creciendo y hay que hacer que acaben de madurar para poder obtenerlos en el momento en que son más fácilmente fecundables. Para ello, el médico administra un desencadenante, un **trigger**. En general, desde el momento en que el médico administra el *trigger* que hace madurar a los óvulos y que pone en marcha el proceso de ovulación, si no hiciésemos nada, la mujer ovularía de manera espontánea más o menos a las treinta y seis horas. Pero antes de que esto ocurra, a las veintinueve o treinta horas, pasamos a la siguiente fase, que es la obtención de los ovocitos.

Segunda etapa: obtención de los óvulos

La segunda parte de la FIV consiste en la obtención de los óvulos. Como hemos dicho, la primera parte es hacer que los óvulos maduren dentro de los folículos. Cuando se alcanza el momento en el que el especialista considera que están maduros, vamos a proceder a su obtención. Esto lo hacemos con control ecográfico y puncionando cada folículo a través del **saco vaginal**, el fondo de la vagina. Puncionamos los folículos y aspiramos su contenido, que recogemos en un frasco especial. En esta fase, el biólogo está presente porque, inmediatamente después de pinchar cada uno de los folículos y absorber el líquido que contienen, localiza los óvulos en ese líquido. Estos óvulos automáticamente pasan al laboratorio y se colocan en un aparato especial, el **incubador**, donde permanecen hasta ser fecundados, el siguiente paso de la FIV.

Los óvulos deben obtenerse, más o menos, a las treinta horas de haber administrado la sustancia que hace que acaben de madurar después de su crecimiento y que, si no hiciésemos nada, desencadenaría la ovulación. Es muy importante que se lleve a cabo en ese momento porque, si pasa más tiempo, corremos el riesgo de que se produzca la ovulación espontánea y, por tanto, perdamos todo el trabajo que hemos hecho, toda la inversión y esfuerzo que ha hecho la paciente y el tratamiento administrado, y ya no podríamos recuperar los óvulos.

Este proceso es ligeramente invasivo, ya que hay que puncionar los ovarios a través de la vagina, cosa que se hace en el quirófano con sedación para impedir que la mujer sufra, pero se trata de un tratamiento totalmente ambulatorio con riesgos mínimos. Eso sí, es fundamental seguir bien todos los pasos.

Tras la sedación, se ha de limpiar bien la vagina para evitar el riesgo de infección que conlleva introducir una aguja en el interior del cuerpo. Hay que hacerlo con control ecográfico para saber en todo momento dónde está el óvulo y los folículos y evitar puncionar algo que no se tenga que puncionar (el intestino, la vejiga...). Repito, es un procedimiento sencillo que tiene pocos o ningún riesgo, pero hay que hacerlo en las condiciones apropiadas y, por supuesto, debe llevarlo a cabo un médico con la experiencia suficiente para no someter a la paciente a riesgos innecesarios.

Después de la punción y una vez extraídos los óvulos, los biólogos los cuentan. A veces puede haber más de un óvulo en cada folículo, aunque es poco probable, y puede haber folículos en que no haya ninguno. A continuación, toca comprobar el grado de madurez.

Hay diferentes grados de madurez. El mayor es cuando el óvulo se encuentra en una fase especial de desarrollo, en la denominada metafase dos, que nosotros llamamos la M2. Puede haber óvulos en M2, en M1 (que son los ya maduros que están próximos a alcanzar la M2), o bien óvulos inmaduros, con pocas posibilidades de prosperar, de fecundarse y, por tanto, con menos opciones de dar lugar a una gestación, a un recién nacido vivo y sano, que es, no nos olvidemos, el principal objetivo de todas estas técnicas.

Tercera etapa: laboratorio
La siguiente etapa de la FIV se desarrolla en el laboratorio.

Hasta aquí, los actores que acompañan a la verdadera protagonista de esta historia, que es la mujer que se quiere quedar embarazada, han sido los médicos. A partir de ahora, los principales actores son los biólogos.

Esta tercera etapa consiste en fecundar con los espermatozoides los óvulos recién obtenidos en la sala de punciones. Los biólogos se encargan de poner en contacto unos con otros. Veremos después que hay formas diferentes de hacerlo, pero en una FIV estándar, lo que hacen los biólogos es poner en el mismo medio de cultivo óvulos y espermatozoides y esperar a que los segundos fecunden espontáneamente a los primeros.

Cuando la ovulación ha tenido lugar, los embriones (los óvulos ya fecundados) se guardan en el incubador, una suerte de estufa, que mantiene una temperatura constante y en la que los biólogos introducen sustancias nutritivas para alimentar el embrión las primeras horas de vida. Introducen también sustancias protectoras para evitar que cualquier tóxico ambiental pueda lesionar el precioso embrión.

En el incubador, mediante una técnica especial, la **embrioscopia**, que ya veremos más adelante lo que es, los biólogos pueden seguir el desarrollo del embrión sin necesidad de sacarlo del lugar donde está creciendo protegido y donde su número de células aumenta cada día más.

Cuando este proceso ya está en marcha, el embrión solo sale del incubador con dos objetivos. Uno es la implantación en el útero materno y el otro es la congelación para una posible transferencia futura, que explicaremos más adelante (ver pág. 123). Hace unos años, hacíamos muchas veces la implantación al tercer día, pero en la actualidad intentamos llevar los embriones hasta una fase más avanzada, que se conoce como blastómero, en la que el número de células embrionarias y la capacidad de implantarse son mucho mayores. De hecho, en una fecundación natural, cuando una mujer se queda embarazada de manera espontánea, sin ninguna intervención o ayuda médica, el embrión llega al útero en la fase de **blastómero**, también llamada **blastocisto**. A veces los médicos y los biólogos abreviamos este término y hablamos de **blasto**. Pues bien, es en esta fase de blasto cuando el embrión que se va a implantar en un proceso natural llegaría al útero. Por eso, los biólogos intentan que los médicos hagamos la transferencia en esta fase.

En el momento posterior a la punción de los ovarios para obtener los óvulos, los médicos cambiamos el tratamiento a la paciente. Lo que buscábamos antes era conseguir que los óvulos crecieran y maduraran, pero como, justo después de la punción, nuestro objetivo es que el endometrio, la capa interior del útero, se prepare para recibir al embrión, administramos a la paciente un tratamiento totalmente diferente a base de progesterona, cuyo objetivo es preparar el endometrio que ha estado creciendo durante la primera fase, cuando estimulábamos el crecimiento de los óvulos (recuerda que en la primera parte del ciclo ovárico el endometrio crece y en la segunda fase se prepara para albergar al embrión u óvulo fecundado).

Cuarta etapa: transferencia

Los biólogos, que ya identificaron cuáles eran los óvulos más maduros, ahora pueden clasificar los embriones tras determinar su calidad.

Los embriones de calidad son los que tienen un mayor número de células, los que han crecido más rápido en el interior del *Embryoscope*, que es un incubador de última generación con el que se puede llevar a cabo la embrioscopia.

Vamos a intentar siempre transferir los embriones de mayor calidad al útero. Este tipo de decisiones las toma el biólogo a la hora de la transferencia, pero de forma conjunta con el especialista médico y, por supuesto, con quien tiene la última palabra, que es la mujer, la paciente que se quiere quedar embarazada.

Después de la fecundación y de haber seguido el crecimiento del embrión mediante el denominado *Embryoscope* (que, recordamos, permite monitorizar y elegir los mejores embriones, cosa que depende de su velocidad de crecimiento), en torno al tercer-quinto día idealmente transferimos el embrión al útero materno. Se trata de la cuarta y última fase.

La futura madre está esperando en la sala de transferencia en posición ginecológica, el médico le ha colocado un espéculo, una pinza de pato, en la vagina, ha expuesto el cuello y lo ha limpiado y, por último, ha introducido el catéter de transferencia en el útero. Cuando todo está preparado, el biólogo escoge el mejor embrión, lo introduce en la jeringa de transferencia y, con muchísimo cuidado, lo transporta hasta la sala de transferencia, que suele ubicarse justo al lado del laboratorio, para que los embriones no tengan que estar mucho tiempo fuera del lugar donde están protegidos, sea el incubador o el **claustro materno**.

Se lo entrega al médico, quien, como he dicho antes, ya tiene colocado el catéter de transferencia en el lugar preciso del útero donde tiene que dejar el embrión (lo ha comprobado por ecografía). Introduce esta jeringa a través del catéter y, con sumo cuidado, empujando suavemente el émbolo de la jeringa, inyecta un poco de medio con el embrión y lo deja donde corresponde, dentro del útero. Devuelve la jeringa de transferencia al biólogo, que se apresura a volver al microscopio para comprobar que, efectivamente, el embrión ya no está en la jeringa y ha quedado emplazado en el lugar adecuado.

Este proceso también es ambulatorio, se hace sin anestesia y no es en absoluto doloroso. La madre se queda descansando unos minutos en el mismo lugar donde hemos hecho la transferencia, se marcha a casa y luego, tras un par de días de reposo, puede hacer vida normal.

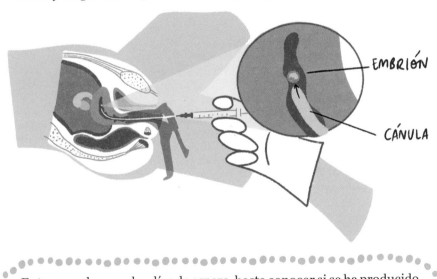

EMBRIÓN

CÁNULA

Entramos ahora en los días de espera, hasta conocer si se ha producido la gestación o no. Como ya hemos dicho, habrá que esperar unos diez o doce días, tras los que se hará un análisis de sangre que determinará si la hormona que produce el embrión cuando este se fecunda, la llamada **beta-hCG**, la **hormona gonadotropina coriónica**, es positiva o no.

Fertilidad

Este periodo de la **bestaespera** puede ser muy angustioso para las mujeres. Es un proceso psicológicamente complejo y a veces puede ser duro. Las pacientes deben esperar con tranquilidad y seguir con el tratamiento de suplementación de progesterona que les habrá recetado su médico, además de tomar ácido fólico y los suplementos necesarios para conseguir la gestación. En ocasiones, y en función de cada caso, los médicos pueden añadir aspirina, corticoides, etc. El objetivo es intentar aumentar al máximo las oportunidades de que la mujer se quede embarazada.

¿Qué ocurre después de la transferencia? Los embriones que no se han utilizado se congelan. El proceso de descongelación y congelación es muy seguro, aunque puede, por supuesto, lesionar algunos embriones. Sin embargo, si esta se produce, es una lesión de todo o nada. Es decir, cuando los descongelamos, los embriones siguen siendo viables o dejan de serlo, pero no van a producir nunca un recién nacido con malformaciones o problemas. La mayoría de ellos resisten muy bien este proceso de congelación y descongelación. La idea es que si la mujer se queda embarazada, esos embriones permanezcan congelados para darles uso en caso de que en el futuro desee un nuevo embarazo. Si no se queda embarazada, en el ciclo siguiente se descongelarán uno o dos embriones para ser transferidos al útero; de esta forma evitamos tener que volver a estimular a la paciente para conseguir nuevos embriones. Además, así el proceso es mucho menos agresivo.

Como hemos dicho, la mayoría de los embriones de buena calidad resisten bien el proceso de congelación y posterior descongelación. También es importante remarcar que los embriones congelados pueden vivir mucho tiempo en este estado, por lo que es posible lograr un embarazo con aquellos que han estado años congelados.

¿Cómo se segmenta un FIV?

Seguro que alguna vez has oído hablar de la segmentación del ciclo. ¿Qué quiere decir? Como ya sabes, la fecundación *in vitro* o FIV tiene diferentes fases, pues bien, la segmentación del ciclo consiste en hacer en diferentes tiempos algunas de ellas. La primera y la segunda fase, la estimulación folicular y el crecimiento y maduración de los óvulos y punción de los ovarios, van juntas, así que cuando los óvulos han crecido, hay que sacarlos; no podemos dejarlos dentro del cuerpo, si no los perderíamos.

A partir de aquí, sin embargo, podemos dividir el ciclo. De hecho, la preservación de la fertilidad con la congelación de óvulos es una manera de segmentarlo. Hacemos una parte en un ciclo y la siguiente, en otro después. Puede haber circunstancias en que se aconseje medicamente hacerlo así.

> Después de la estimulación ovárica, mi cuerpo necesitaba un descanso. Estaba exhausta, más agotada que nunca, y aunque intentábamos seguir con el tratamiento, no había respuesta y no conseguíamos parar mi ciclo natural para poder hacer la transferencia. Junto con los médicos, decidimos parar dos ciclos y dejar que mi cuerpo descansara y se recuperara. **ELENA**

La mujer que decide congelar sus óvulos para más adelante recurrir a ellos si los necesita no siempre lo hace por una circunstancia social (temas laborales, de relación de pareja, económicos) o por contingencias imprevisibles. Retomando el aspecto médico, piensa, por ejemplo, en una mujer con una adenomiosis, es decir, que padece una enfermedad del útero que puede ocasionar dificultades para conseguir una gestación. Para poder aumentar sus probabilidades de embarazo, hay que tratar la adenomiosis justo antes de la transferencia. Muchas veces es conveniente tener embriones primero, congelarlos, hacer el tratamiento de la adenomiosis y después proceder a la preparación del endometrio para la implantación y la transferencia. En este caso, la segmentación del ciclo se hace por indicación médica.

Decidí acudir a otro centro de reproducción asistida para buscar una segunda opinión experta, ya que, lamentablemente, no tenía confianza en los profesionales que me habían atendido hasta entonces. Mi nuevo doctor me diagnosticó adenomiosis difusa grave, además de una endometriosis profunda. Él fue luz en medio de una gran oscuridad. Me realizó una cirugía para la resección de los focos de endometriosis, lo que me dio una tregua durante un tiempo, aunque la enfermedad no tardaría en manifestarse de nuevo. Tras la operación, quisimos intentar la transferencia del único embrión que habíamos conseguido, congelado el día dos. **SARA**

Sin embargo, si tenemos en cuenta todo el proceso, en la primera parte el médico se centra en conseguir que haya el mayor número de óvulos posible para lograr el mayor número de embriones con los mínimos riesgos para la madre y, para ello, tiene que hacer sus cálculos, determinar dosis, decidir días, etc.

Luego, cuando tiene los óvulos, lo que ha de hacer si va a transferirlos en el mismo momento del ciclo es preparar el endometrio para que esté receptivo cuando se haga la transferencia. No podemos ir mucho más allá del quinto día (ya hemos dicho que en el laboratorio es a lo máximo a lo que llegamos, a partir de aquí hemos de transferir o congelar).

Pues bien, algunas veces los tratamientos administrados en la primera fase para que haya muchos óvulos pueden interferir después en la preparación del endometrio. Cada vez más, existe un debate entre muchos especialistas en reproducción sobre si es mejor o no transferir los embriones en ese ciclo o congelarlos todos a la espera de que la mujer tenga la regla y, en un ciclo posterior, transferir específicamente los embriones descongelados. Así, se puede preparar el endometrio de manera adecuada para conseguir tasas de embarazo muy altas.

En la actualidad, se debate si es mejor transferir en el mismo ciclo de la estimulación o congelar todos los óvulos y transferir después tras descongelar los óvulos de uno en uno y segmentar los ciclos.

Es una cuestión que aún no tenemos clara, pero es posible que la tendencia futura sea congelar los embriones y segmentar los ciclos. Cuando hablemos de resultados, veremos que los mejores se obtienen cuando hacemos ovodonación de óvulos frescos. A la mujer donante le hacemos toda la primera parte del ciclo, estimulamos los ovarios, mientras que preparamos el endometrio de la receptora; en estos casos es cuando tenemos mejor tasa de embarazos sin ninguna duda. Y es lo que nos ha llevado a pensar que quizá sea mejor segmentar el ciclo sistemáticamente. Tal vez, en el futuro, vayamos hacia esta división en dos partes para conseguir optimizar los resultados de la FIV.

Medicación y controles de la estimulación hormonal durante el ciclo de la FIV

Durante la etapa de una estimulación ovárica para una fecundación *in vitro* deberás seguir el tratamiento que te ha indicado tu médico. Estos tratamientos consisten en gonadotropinas, las hormonas que hacen funcionar el ovario. Son de dos tipos:

- la FSH, que es la más importante en este periodo,

- la hormona luteoestimulante (LH), que en algunos casos puede suplementar la reacción de la primera, la FSH.

Actualmente, hay múltiples marcas que comercializan estos preparados, a veces en formas puras y otras en formas combinadas, y a veces en lo que llamamos medicamentos/hormonas biosimilares, que pueden ser idénticas a las naturales, con más potencia y con menos. Todos se administran en forma de inyecciones subcutáneas. Deberás seguir estrictamente los consejos e indicaciones que te dé tu médico, porque cada mujer es diferente y cada una necesita una pauta de tratamiento distinta.

Ya verás que durante este periodo el médico te va a marcar una serie de controles que pueden ser tanto ecográficos como analíticos: ecografías cada dos o tres días y alguna analítica hormonal para saber cómo están tus niveles de hormonas. El objetivo es ver cómo están respondiendo los ovarios y cómo están madurando los óvulos durante este periodo para poder decidir qué momento es el ideal para hacer la punción folicular.

Recuerda que hay que pasar a la segunda fase, que también es muy importante, y el momento exacto en el que se realice va a marcar si los óvulos son suficientemente maduros o no. Si son **hipermaduros**, ya no son fecundables; los óvulos solo pueden fecundarse en época de madurez, ni antes ni después.

Por eso es fundamental seguir los controles médicos y llevar a rajatabla las indicaciones del especialista. Seguramente te den un esquema muy claro de cuándo debes ponerte la medicación y en qué dosis. Es muy probable que durante este periodo te modifiquen la pauta en función de la respuesta. Es lo normal, no es nada raro.

También es importante que tomes la medicación en los días que se te indiquen, más o menos siempre a la misma hora. Por último, unas treinta y seis horas antes de la punción, debes administrarte una hormona que es la que va a desencadenar y a completar el proceso madurativo del óvulo, es decir, la que va a provocar la ruptura del folículo para que salga el óvulo. Es entonces cuando se practica la punción para no perder el óvulo en esa salida espontánea del mismo.

Como ya sabemos, el proceso de estimulación consta de dos fases. En la primera se suprime la función de la hipófisis para dejar el ovario en reposo e independiente de este órgano, de manera que el médico pueda manipularlo a su conveniencia para evitar que secreciones espontáneas de hormonas por parte de la hipófisis estropeen el proceso al que se está sometiendo a la paciente. El procedimiento completo, es decir, con la fase de supresión y la de estimulación, dura unas tres o cuatro semanas, en función de si se usa protocolo corto o largo, que es como se conoce la fase previa a la estimulación, la de supresión de la hipófisis.

- En el protocolo corto se utilizan una serie de medicamentos denominados antagonistas del factor liberador de gonadotropinas. Tienen un efecto muy potente, por lo que la dosis que se necesita de ellos es menor.

- En el protocolo largo se emplean agonistas, que son hormonas parecidas al factor liberador de gonadotropinas que lo que hacen es impregnar los receptores de estas hormonas de manera que al final también dejan de funcionar, por lo que necesitamos más días para conseguir el bloqueo completo del fármaco. Hay muchas marcas, pero no vamos a entrar en eso.

En la segunda parte de la fase de estimulación se usan gonadotropinas. Las partes previas en el protocolo corto pueden durar muy pocos días y, en cambio, en el protocolo largo hasta un par de semanas más o menos. La fase de estimulación suele ser de unos diez o doce días, no más. Recuerda que al final de esta fase viene la maduración folicular final, cuando la hormona que se administra es similar a la que se segrega durante el embarazo; es decir, que es muy parecida a la hCG. Los controles que he mencionado se hacen cada dos o tres días. Son básicamente ecografías para determinar si los folículos han alcanzado un tamaño que indique que los óvulos ya han madurado. Ese tamaño es más o menos de dieciocho o veinte milímetros de diámetro. Se puede calcular asimismo el nivel de estradiol, teniendo en cuenta que, por cada folículo maduro, el nivel de estradiol es aproximadamente de unos doscientos microgramos por mililitro de sangre.

La respuesta a la estimulación folicular depende de cada mujer, pero podemos hablar de dos grandes tipos de respuesta, además de la normal.

1. La mala respuesta, o baja respuesta, es cuando crecen pocos folículos y se recuperan pocos óvulos, tres o menos de tres. Esto suele pasar en mujeres con baja reserva ovárica, aquellas con más de treinta y ocho o cuarenta años. En algunos casos concretos, dependiendo de la mujer, se puede utilizar un tratamiento que consiste en preparar los ovarios de la paciente con un tratamiento previo. Se administra a la paciente una medicación hormonal fundamentalmente a base de andrógenos, una hormona masculina, que impregna los ovarios y, en algunos casos concretos, ayuda a que tengan una mejor respuesta. Cuando estas técnicas fallan, al final la mujer se ve abocada, en función de cada caso, o bien a acudir a la donación de óvulos, al ciclo natural o bien a la **mini-FIV**.

Empezamos la estimulación ovárica con los pinchazos y, aunque en mi caso el pinchazo en sí no fue un gran problema, cada vez que íbamos al médico salía más decepcionada, ya que la estimulación no estaba dando el resultado que esperaba... **ELENA**

2. En los casos de **hiperrespuesta**, el otro gran tipo de respuesta, aquellos en que hay una respuesta exagerada de quince a veinte o más óvulos, se puede desarrollar el llamado síndrome de hiperestimulación ovárica. Los ovarios aumentan mucho de tamaño, se produce un incremento de líquido en el abdomen y pueden incluso desencadenarse alteraciones graves en el sistema circulatorio, con lo que sería necesario cancelar la transferencia de los embriones. Justamente la hormona que provoca este proceso es la **hCG**, aquella que se administra para conseguir la maduración de los óvulos en el interior de los folículos y que, como hemos dicho antes, es la que se generaría si la mujer se quedara embarazada, con lo cual el cuadro se podría agravar y ser muy peligroso.

Para cuando empecé el primer ciclo de FIV ya me encontraba muy mal de salud. Los dolores se habían intensificado y el tratamiento que debía inyectarme no hacía más que empeorarme. Apareció otro gran quiste en el otro ovario y me dijeron que había hiperestimulación ovárica, por lo que me harían la punción, congelarían los embriones resultantes y esperaríamos un tiempo para hacer la transferencia. **SARA**

En general, durante este proceso la mujer se encuentra bien, sufre pocos efectos secundarios, solo molestias o algún pequeño hematoma en la zona de la inyección, puede aumentar temporalmente de peso, experimentar la sensación de presión en el abdomen y en los ovarios, y sufrir cambios de humor. Son efectos que, aunque son molestos, no suponen ningún riesgo grave para la salud.

Es muy importante, insisto, seguir bien las indicaciones médicas para evitar equivocaciones. Es relativamente frecuente que las haya en la administración de estos fármacos, así que, en caso de que detectes o sospeches algún error en la medicación, no dudes en comentárselo a tu médico o especialista. Repasa con él las dosis que te has puesto cuando vayas a los controles. Se están haciendo algunos avances para evitar estos errores; por ejemplo, ya hay un fármaco que se puede administrar una vez por semana en lugar de una vez al día, con lo que se reduce el número de dosis y de inyecciones del medicamento.

Consejos durante la estimulación hormonal

Durante la fase de estimulación folicular, es probable que puedas seguir sin ningún problema tu rutina habitual. Tendrás que ir a los controles cuando te indiquen, pero podrás trabajar, hacer deporte, ejercicio físico moderado, actividades de ocio rutinarias, salir a pasear y a cenar, etc. Puede haber, como decíamos antes, algunos efectos secundarios: el abdomen un poco inflado, molestias de baja intensidad, aumento del flujo vaginal, retención de líquidos con algún incremento de peso, dolor de cabeza, molestias en las mamas, cambios de humor... Es importante ser lo más cuidadosa posible con la medicación, como hemos dicho antes, administrarla en el horario que toca, de la manera que toca y conservarla adecuadamente siguiendo las indicaciones médicas. Busca el apoyo de tu pareja, tu familia, tus amistades y piensa siempre que es un proceso relativamente corto que acabará enseguida.

Recuerda evitar hábitos tóxicos, el alcohol, el tabaco, tener refuerzo emocional si es necesario y, sobre todo, comentar con tu ginecólogo si has tomado alguna medicación concomitante para que lo sepa y pueda personalizar tu tratamiento de manera adecuada.

¿Cómo estaré antes y después de la punción folicular?

Antes de la punción folicular te encontrarás bien, es posible que tengas alguna molestia durante la fase de estimulación, pero leve.

El día de la punción es un día importante. Es mejor acudir en ayunas, tanto de sólidos como de líquidos, y no tomar ningún fármaco, pero en caso de que estés medicándote por alguna enfermedad, coméntaselo a tu especialista. Es importante que vistas ropa cómoda y que no lleves ni joyas, ni prótesis, ni lentillas, ni audífonos. Si tienes alguna pieza dental que se pueda quitar, acude sin ella. Dúchate antes de la punción y llega unos treinta minutos antes de la hora programada.

Aunque recomendamos hacer la punción con anestesia, es posible también llevar a cabo este proceso sin ella. La sedación que se utiliza es parecida a la que se emplea en la colonoscopia. Se trata de una anestesia muy suave, con muy bajas dosis, muy segura, que permite hacer la punción sin molestias para la paciente. Se puede administrar aunque tengas alguna enfermedad, siempre que esta permita que se haga la FIV, como es en la mayoría de los casos.

La punción folicular se hace a través de la vagina con control ecográfico. En la sonda del ecógrafo se acopla una aguja, de modo que vemos con exactitud dónde están los folículos para saber dónde debemos puncionar para extraer los óvulos con seguridad. Es un proceso que dura poco rato, unos quince o veinte minutos, la anestesia nos asegura que la paciente esté inmóvil y, sobre todo, que no le duela. La recuperación es también muy rápida. Después, te vas a encontrar bien, aunque ese día es mejor que no conduzcas, no bebas alcohol y hagas reposo relativo durante las primeras veinticuatro horas. No vas a sentir prácticamente dolor, pero en caso de que tengas alguna molestia, puedes tomar un analgésico suave, mejor un paracetamol que un antinflamatorio.

Una vez practicada la punción, estarás más o menos una hora o dos en la clínica, y en ese rato tu pareja tendrá que entregar la prueba de semen para poder hacer la fecundación.

Puedes mantener relaciones sexuales antes y después de la punción, pero si tienes molestias después de esta, es mejor que consultes a tu ginecólogo cuál es el mejor momento para reiniciar las relaciones. Es posible que después de la punción tengas alguna molestia abdominal, que te sientas hinchada, pero va a ser muy leve. Y en caso de sangrado, consulta a tu ginecólogo, sobre todo si es abundante. Si se trata de una pequeña mancha, puede ser normal. Igualmente, deberías consultar si tienes fiebre, mucha hinchazón o dolor.

¿Qué hacer después de una transferencia de embriones?

Después de la trasferencia embrionaria que, como sabemos, se practica sin anestesia, se puede llevar una vida absolutamente normal. El primer día es importante hacer reposo relativo. En un embarazo espontáneo la mujer no guarda ningún reposo, sino que hace vida normal, o sea que se puede conducir, pasear, trabajar, viajar en cualquier medio (moto, tren, avión, coche), siempre y cuando las actividades cotidianas no impliquen un gran esfuerzo, como una actividad física prolongada. Puedes bañarte e ir a spas, pero ten en cuenta que si la medicación que se te ha indicado es por vía vaginal y te vas a sumergir en agua, es mejor que dejes pasar unas cuantas horas antes de hacerlo.

El día de la transferencia puedes hacer una alimentación normal. Bebe mucho líquido para que la micción sea la adecuada y no haya retención, y poca cosa más.

¿Qué debo hacer durante la betaespera?

Después de la transferencia, empieza un periodo de doce-quince días en el que no es posible saber qué es lo que está pasando con el embrión hasta que se hace la prueba de embarazo. Este periodo lo conocemos como **betaespera** y durante el mismo la mujer ha de intentar estar lo más tranquila posible y esperar pocos síntomas.

Debes seguir las recomendaciones normales en estos casos: reposo relativo de uno o dos días después de la transferencia, evitar grandes esfuerzos, y poca cosa más. Puedes hacer tus actividades diarias durante la betaespera. Es recomendable beber mucho líquido, aunque la micción sea normal. En la medida de lo posible, restringe la ingesta de sal. Puedes hacer baños de inmersión siempre y cuando hayan pasado dos o tres horas desde que se te haya administrado la medicación por vía vaginal, y toma el tratamiento que te haya indicado el ginecólogo después de la transferencia, que suele ser progesterona a una dosis relativamente alta (entre cuatrocientos y ochocientos miligramos al día), que en general se suele administrar por vía intravaginal en forma de óvulos, si bien también se puede tomar por vía oral. En este caso, puede producir una sensación de náusea o de sueño. Por eso, muchas veces se opta por la vía vaginal, que además tiene la ventaja de lo que se conoce como el primer paso uterino, que quiere decir que el efecto que se produce en el útero es mucho más marcado cuando se administra por vía transvaginal. Esta medicación apoya la función del **cuerpo lúteo**, que va a ser deficitaria, ya que se han extraído muchas células durante la punción folicular (las que después segregarán progesterona) y, por tanto, es necesario suplementarla.

Es importante mantener una actitud positiva y optimista, aunque sin llegar al entusiasmo, porque no podemos saber seguro qué es lo que ha pasado. No tiene que haber ningún síntoma especial, ya que estos pueden variar mucho de una mujer a otra e incluso entre distintos embarazos de una misma mujer. Por tanto, ningún síntoma nos va a indicar que la mujer está embarazada o no. Si se ha producido la implantación o no.

La implantación suele producirse cuatro-cinco días después de la transferencia, y los síntomas que puede notar una mujer son causados por la medicación. Puede haber flujo vaginal, algún pequeño sangrado, algún cambio en las mamas, fatiga como consecuencia del aumento de la progesterona, sueño, náuseas, quizá sienta la necesidad de orinar con más frecuencia o tenga alguna molestia en la zona abdominal. Como es posible que la medicación que se administra para que los óvulos maduren pueda dar falsos positivos, conviene esperar por lo menos doce o quince días para hacer una prueba de orina y una prueba de embarazo en sangre que nos confirmarán si la mujer está embarazada.

En cuanto a las relaciones sexuales, sin una evidencia científica clara en cuanto a si son perjudiciales o no, muchos centros las prohíben por prudencia. Algunos médicos dicen que podrían producir **contracciones uterinas** que afectarían a la implantación, pero lo cierto es que no hay pruebas que lo demuestren. Otros médicos, al contrario, las recomiendan. En mi opinión, lo mejor es que consultes con tu especialista para aclarar las dudas que tengas. Además, cada pareja es diferente.

No hay contenciones para la ducha diaria, pero para los baños, como he comentado, es mejor esperar a que pasen unas horas después de la medicación vaginal. Y poca cosa más, mucha paciencia y mucha fuerza psicológica, porque esa betaespera puede ser muy angustiosa, así como mucho apoyo de la pareja y de la familia. Ante cualquier duda o si aparecen síntomas extraños como dolores intensos, fiebre, sangrado muy abundante, etc., consulta a tu especialista.

Medicación y controles en un ciclo de criotransferencia

Cuando se segmenta el ciclo, se hace la donación de óvulos o de embriones o cuando se van a recibir embriones congelados de una estimulación previa que no ha sido exitosa, hay que preparar el endometrio para hacerlo receptivo a la presencia del embrión. La medicación es muy sencilla. Muchos médicos aprovechan el ciclo de la paciente para suplementar la secreción hormonal propia de la mujer sin interferir en el funcionamiento del ovario. Esto se hace a base de estrógenos, que se pueden administrar en forma de pastillas o de parches dérmicos. Cuando el crecimiento del endometrio es el adecuado, se administra progesterona. Esta medicación no suele causar efectos secundarios, excepto alguna molestia como retención de líquidos o incremento de peso.

En otras ocasiones, los médicos prefieren hacer un ciclo sustituido en lugar de estimular el ciclo espontáneo. Es decir, inhibir la función del ovario y tomar nosotros las riendas del funcionamiento del útero. Para ello, se administran fármacos —análogos o antagonistas ya mencionados— del factor liberador de gonadotropinas, que paran el ovario, detienen la maduración del endometrio y permiten que sea el propio médico quien tome las riendas de la estimulación endometrial de nuevo mediante estrógenos y progesterona. Todo este proceso dura unos ocho o diez días, y es muy importante hacer controles para ver el grosor endometrial y decidir cuál es el mejor día para la transferencia de los embriones.

Y ¿de qué depende que el embrión se implante o no? De muchas cosas. Depende de que la transferencia se realice cuando el endometrio esté en el momento óptimo para el embarazo, y aquí, por supuesto, es clave la calidad de los embriones, que no podemos modificar, aunque sí podemos alterar el grosor endometrial. Para que el embrión se pueda implantar, el endometrio debería tener un grosor de siete a diez milímetros; si mide menos, es posible que haya un fallo de implantación. También hay que conseguir que tenga un aspecto que nosotros denominamos trilaminar, en tres capas. Cuando esto es así, consideramos que las probabilidades de embarazo son más altas. Esto no es una certeza, pero nos permite de alguna manera evaluarlo de forma aproximada. Hay pruebas que determinan cuál es la ventana de implantación y cuál sería el mejor momento para hacerla. Hablo del test **ERA**, que en inglés es **Endometrial Receptivity Array**. Existen otros dos test: EMMA y ALICE, que también son útiles para mejorar las tasas de implantación.

1. El **EMMA** analiza el microbioma endometrial, es decir, la cantidad de microbios que viven en la cavidad del endometrio. Antes se pensaba que esta cavidad era estéril (es decir, que en ella no había ningún microbio), pero hoy sabemos que eso no es así y que, en el útero, como en todo el cuerpo, viven grandes cantidades de microbios de diferentes tipos sin que se produzca un efecto patológico. Sabemos que una proporción baja de lactobacilos se asocia con peores tasas de implantación. Con el EMMA analizamos cuál es la proporción de cada uno de los diferentes tipos de microbios y si esta es la adecuada.

2. Por otra parte, el test **ALICE** nos ayuda a saber si ese microbioma está produciendo algún problema crónico en el útero de tipo infeccioso (lo que llamamos endometritis crónica y que suele ser muy poco o nada sintomática) que pueda interferir en la implantación, ayudándonos así a establecer el tratamiento adecuado.

Medicación y controles durante la recepción de ovocitos

Como ya hemos visto, antes de hacer una transferencia de embriones tenemos que preparar el endometrio. El endometrio es la capa interior de la matriz, que es la que va a permitir que el óvulo fecundado, el embrión, anide y pueda echar raíces y crecer. El endometrio ha de estar preparado porque, si no, no va a aceptar el embrión. La preparación quiere decir que hemos tenido que hacer un tratamiento hormonal previo, que básicamente consiste en administrar estrógenos y progesterona. Si el endometrio no se encuentra en la fase adecuada de crecimiento para acoger al embrión, este no va a poder echar raíces, de modo que no se implantará ni crecerá.

Como vimos en el primer capítulo, el endometrio sufre una serie de cambios a lo largo del ciclo menstrual. En una primera fase, la proliferativa, su grosor aumenta y se diferencia en capas, y en una segunda, la fase secretora, que depende de la progesterona, el tamaño de las glándulas endometriales aumenta de manera que se pueden sintetizar y segregar las sustancias alimenticias necesarias para el embrión, si es que este llega. Pues bien, si no hay esta preparación endometrial, esta proliferación y esta secreción, el embarazo no va a poder tener lugar.

En la preparación endometrial, justamente, los ciclos de óvulos de una transferencia de óvulos frescos, congelados o del método ROPA, lo que se hace es administrar una medicación. Primero son estrógenos y luego progesterona por vía oral, vaginal o parches para conseguir que este endometrio se prepare.

Existen varias maneras de hacerlo. En ocasiones, nos interesa abordarlo de manera totalmente controlada por nosotros y mediante medicamentos (análogos del factor librador de gonadotropinas o anticonceptivos orales) para que el ovario deje de funcionar y que la mujer deje de tener la regla. Cuando tenemos el endometrio autónomo, sin depender de la función del ovario, administramos la medicación para preparar la transferencia. En otras ocasiones, podemos aprovechar el ciclo ovárico. Dejamos empezar un ciclo normal, cuando la mujer tiene la regla y su preparación endometrial empezaría de forma natural, y aprovechamos ese ciclo y añadimos una medicación hormonal que complemente las hormonas que va a segregar el ovario, y así conseguir el objetivo de tener un endometrio bien preparado para conseguir el embarazo. Según el caso, determinamos cuál es la mejor opción.

Sabremos cuál es el momento óptimo para conseguir el embarazo haciendo una serie de pruebas, como la ecografía, que nos permite ver cuándo el grosor del endometrio ha alcanzado los ocho o diez milímetros.

¿Qué debo hacer cuando la beta es positiva? ¿Y si es negativa?

Sí, por fin, a los doce o quince días de la transferencia, ha llegado el momento de hacer la prueba de embarazo. Es un día importante. Una vez hecho el análisis, la respuesta llega en pocas horas. Para que el resultado se considere positivo, los niveles de beta-hCG han de ser superiores a cinco unidades internacionales. El resultado de la beta-hCG es fiable, tanto si es positivo como si es negativo. Sin embargo, no es informativo sobre el pronóstico del embarazo. Un resultado superior a 50 mUI/ml es muy esperanzador e indica que probablemente el embarazo está yendo bien. Si el resultado es menor de 25 mUI/ml, lo más probable es que el embarazo no esté yendo bien. Pero en ningún caso es indicativo de cómo va a desarrollarse, y no hay más remedio que repetir esa determinación al cabo de unos días para ver la evolución y estar seguros de que el embarazo sigue su curso normal en función del incremento en los valores de la hormona.

No estaremos seguros de cómo va el embarazo hasta que se haga la primera ecografía, en torno a las semanas seis o siete, contando desde el día de la última regla —esto es, más o menos, a la cuarta o quinta semana de la transferencia—, y podamos ver latir el corazón. Hasta entonces no estaremos seguros de tener un embarazo evolutivo. Hasta ese momento, estamos ante lo que llamamos un embarazo bioquímico, que por sí mismo no es indicativo de que llegue a buen término.

No tiene mucho sentido hacer la determinación de hCG antes porque es posible que aún saliese un resultado falso positivo, ya que la hormona que utilizamos para completar la maduración de los folículos y los óvulos es muy parecida a la hCG, si es que no es la misma hormona en algunas ocasiones. Hacerla después tampoco la hace más fiable, salvo que podría indicar si los valores de los ovarios deberían ser mayores, pero no nos ofrece mucha más información sobre la evolución.

Por desgracia, un resultado negativo es de total fiabilidad. Ante esto, las emociones van a ser, por supuesto, muy diferentes. La tristeza va a predominar y hay que empezar a pensar qué es lo que hay que hacer.

No hubo suerte. Fue un golpe durísimo. Todo ese esfuerzo, ese sacrificio, había sido en vano, más aún cuando yo sabía que no sería capaz de volver a intentarlo. No podía arriesgarme a perder el bienestar que tanto me había costado conseguir. Así que tocó barajar otras opciones. **SARA**

Habla con tu médico, es muy importante que lo hagas, para saber cuándo debes dejar la medicación que estás tomando. Probablemente, te dirá que la dejes enseguida. La regla te bajará en función de si ha sido un ciclo estimulado o natural al cabo de un par de días de dejar la medicación.

¿Cuándo intentarlo de nuevo? Es importante que empieces a pensar en qué es lo que quieres hacer y en cuándo lo vas a intentar otra vez. Si solo es cuestión de una transferencia de embriones, porque ya tienes algunos congelados de ciclos previos, se puede hacer en el siguiente mes, cuando te baje la regla. El endometrio ya se habrá regenerado. Pero en caso de que sea necesario hacer una estimulación folicular, conviene esperar un par de meses antes de repetir el tratamiento hormonal.

Es importante analizar cómo estás. Quizá te encuentres en estado de shock, te sientas vacía y triste, tengas miedo, etc. Debes intentar volver a conectar con el presente y no tratar de buscar culpables, las causas del fallo de implantación. El fracaso de una FIV puede deberse a múltiples factores, así que analiza bien con tu equipo cuáles van a ser los siguientes pasos, qué es lo que vas a hacer, cuándo vas a volver a intentarlo...

Refuerzo psicológico a lo largo de un ciclo de FIV

Y justo después de mencionar la posibilidad del fracaso, de una beta-hCG negativa, de un ciclo en el que no se ha logrado el embarazo, toca hablar de la importancia del apoyo psicológico durante todo el proceso de los tratamientos de fertilidad. Ya desde el principio, desde que una pareja se da cuenta de que pasan los meses y no consiguen el embarazo, el impacto psicológico es grande. Muchas mujeres nunca se han planteado que no podrían tener hijos o que les costaría, otras muchas nunca han creído que puedan tener dificultades para embarazarse, y el impacto de darse cuenta de que no lo consiguen es demoledor. Hay que afrontarlo de manera decidida pero también con optimismo y pensando que las técnicas de reproducción asistida ayudan a la gran mayoría a conseguir ese sueño que es el embarazo.

Es verdad que la manera de afrontar esta situación depende de la personalidad de cada mujer y de la actitud de cada miembro de la pareja, pues no siempre el deseo de ser madre o padre es el mismo. Puede haber reproches y pueden salir a la luz problemas que estaban escondidos. Ya has visto que el camino de la fecundación asistida es un proceso largo, complejo, con muchas dudas y variables, en muchas ocasiones muy intenso, y con frecuencia las mujeres tienen la sensación de que no son más que un número en un gran océano de reproducción asistida en el que se pueden sentir poco acompañadas.

El tratamiento también puede originar alteraciones psicológicas, por eso insisto en que es importante contar con el apoyo de un psicólogo que te proporcione soporte en momentos de bajón y te acompañe durante todo el proceso. Muchas veces tener ayuda en estos momentos es fundamental. Igualmente, es aconsejable que desde el principio hables con confianza con tu equipo médico y les expongas todas tus dudas, ello también te ayudará mucho.

Durante todo ese tiempo tuve un sentimiento muy negativo. Pensaba que con dos embriones no habría manera de conseguir el embarazo. Ya me veía estimulándome otra vez y se me hacía una montaña volver a pasar por todo eso... Los médicos y mi pareja no dejaban de repetirme que con un solo óvulo ya teníamos opciones y lo podíamos conseguir, pero para mí, en ese momento, todo era oscuro y negativo. **ELENA**

Por supuesto, la familia, los amigos, la pareja desempeñan un papel muy valioso. De todas formas, muchas veces el otro miembro de la pareja tiene sus propias dudas y reacciones. Ambos debéis afrontar juntos este proceso y hablar mucho, y, repito, el papel de un profesional de la psicología es clave.

Lo que yo aconsejo a mis pacientes, cuando vamos a empezar este proceso, es tener claro dónde vamos a acabar, qué es lo que puede pasar y que consideren la posibilidad del fracaso y decidan en qué momento vamos a decir basta. Los médicos siempre buscamos una solución, siempre intentamos ofrecer alguna alternativa, pero a veces esto es muy costoso, no desde el punto de vista económico, que también, sino desde el punto de vista emocional, por lo que es esencial tener claro desde principio hasta dónde queremos llegar.

Estábamos agotados. No solo hablo del desgaste físico que supone la infertilidad y los procesos de FIV, sino también de la gestión emocional que se debe trabajar durante todo este camino: la toma de decisiones, lidiar con los fracasos, las malas noticias, los miedos, la incertidumbre y la soledad que se experimenta. Durante mucho tiempo también había tenido que lidiar con las malas expectativas de los médicos del primer centro al que habíamos acudido, que nunca creyeron que fuera posible mi embarazo y siempre me lo hicieron saber de formas que carecían de toda sensibilidad. El médico del segundo centro al que acudí fue el único que siempre me dijo: «Puede suceder, puedes quedarte embarazada». **SARA**

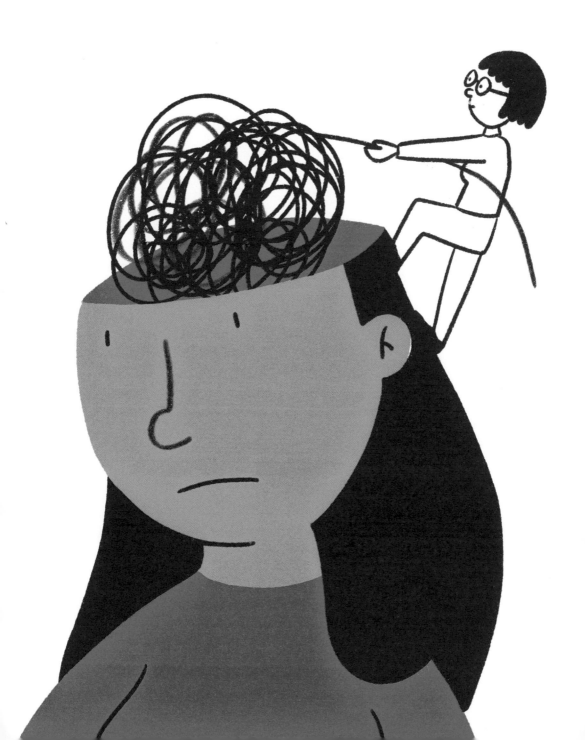

4.2.2.3 Otros tipos de FIV

En los siguientes apartados hablaremos de otros tipos de FIV. Ya hemos explicado cómo se desarrolla la FIV estándar, y ahora vamos a explicar las posibles variaciones que podemos llevar a cabo en diferentes casos.

ICSI

La primera y la más utilizada de las variaciones es la microinyección. En la FIV estándar, el biólogo pone en contacto en el mismo medio de cultivo espermatozoides y óvulos y espera que la fecundación se produzca de manera «espontánea», es decir, que los espermatozoides de forma natural y por ellos mismos sean capaces de fecundar el óvulo en un proceso que recuerda a la fecundación natural. Sin embargo, en la microinyección espermática intracitoplasmática, que conocemos con el acrónimo de **ICSI**, del inglés **Intra-cytoplasmatic Sperm Injection**, lo que hace el biólogo es seleccionar el que cree que es el mejor espermatozoide, fija el óvulo con un **micromanipulador** (una microventosa, concretamente) e inyecta el espermatozoide que tiene seleccionado en el interior del óvulo con la ayuda de una **microjeringa**. Todo esto se hace bajo control microscópico, ya que es un proceso muy delicado y hay que ser muy preciso para evitar lesionar las células, especialmente el óvulo, puesto que solo tenemos unos cuantos. Hay que repetir este procedimiento con cada uno de los óvulos. Con un instrumento especial que alberga una **microventosa** que fija el óvulo, el biólogo selecciona, como decimos, el espermatozoide que le parece de mejor calidad; con un instrumento especial llamado micromanipulador, que modifica sus movimientos (estos pueden ser más o menos amplios, por ejemplo, él mueve medio centímetro y el aparato se mueve medio milímetro) y que alberga una microventosa, fija el óvulo e inyecta el espermatozoide que tiene seleccionado en el interior del óvulo con la ayuda de una microjeringa y una **microaguja**. Todo esto se hace bajo control microscópico, ya que es un proceso muy delicado y hay que ser muy preciso para evitar lesionar las células, especialmente el óvulo, puesto que solo tenemos unos cuantos. Hay que repetir este procedimiento con cada uno de los óvulos. De esta manera se obtienen tasas de fecundación muy altas, del 80 o del 90 por ciento.

Esta técnica se utiliza sobre todo cuando hay problemas con los espermatozoides (son poco móviles, sospechamos que son poco capaces de fecundar, etc.). No obstante, cada vez más se emplea también en muchas parejas como una técnica casi estándar de la FIV. Se asegura así que el mayor número posible de óvulos sean fecundados para tener el máximo de embriones y de este modo aumentar las posibilidades de que la mujer se embarace.

FIV de ciclo natural y mini-FIV

Vamos a explicar ahora un tipo de FIV que reservamos para mujeres con muy poca reserva ovárica que sabemos que no van a responder a la FIV estándar y para quienes la alternativa más recomendada sería recibir óvulos de una donante. También se podría utilizar con mujeres que, por los motivos que sean, no quieren seguir un tratamiento hormonal. En estos casos, creo que es mejor explicarles bien cuáles son los riesgos y las ventajas de utilizar la FIV estándar y reservar la FIV en ciclo natural o bien lo que llamamos mini-FIV para mujeres que presentan una muy baja probabilidad de tener una buena respuesta con la FIV estándar.

¿Qué es la FIV en ciclo natural y qué es la mini-FIV? Son las FIV en las que no utilizamos ningún tipo de tratamiento hormonal ni manipulación, únicamente el ciclo espontáneo de la mujer en el ciclo natural o con dosis muy bajas de hormonas en la mini-FIV. Ya hemos dicho que son procesos que se reservan para mujeres con baja reserva ovárica, pero que tienen ciclos normales, que siguen ovulando y teniendo sus reglas más o menos puntuales cada mes.

¿Cuáles son las ventajas y desventajas de este tipo de técnicas? Pues que el número de ovocitos que vamos a conseguir es muy bajo. Podemos conseguir uno, dos y, de forma muy especial, tres óvulos con la mini-FIV. Esto, comparado con los diez, doce, quince óvulos que obtenemos con una FIV estándar, es muy poco. Pero recuerda que se utiliza con mujeres que no van a responder a la FIV estándar. Con la FIV estándar tendrían cero óvulos, así que obtener uno, dos o incluso tres es un gran avance para ellas. Se emplea con mujeres que no quieren recurrir a la donación de óvulos y desean apurar al máximo todas las posibilidades.

Las tasas de embarazo con esta técnica son muy bajas en comparación con la FIV estándar, hablamos de un 15, 18 o 20 por ciento. Precisamente por eso se reserva para mujeres que tienen una probabilidad mínima de responder a una FIV estándar. Está claro que, si comparamos los resultados de la FIV con ciclo natural o la mini-FIV con los resultados de la FIV estándar, pueden parecer malos, pero si tenemos en cuenta que un 15 o 20 por ciento de las mujeres a las que indicamos esta técnica quedan embarazadas, entonces vemos que los números son espectaculares. Por supuesto, aquí los riesgos son menores por cada ciclo, aunque muchas veces hay que repetirlos. Lo que solemos hacer es empezar con un ciclo, conseguir un primer óvulo, congelarlo, repetir el proceso para conseguir otro segundo óvulo que congelamos también y así sucesivamente, y cuando ya tenemos cuatro o cinco óvulos, procedemos a la fecundación y a la transferencia. También podríamos simplemente ir haciendo punciones y transferencias de cada uno de estos óvulos individuales.

ROPA

El siguiente método que vamos a explicar no es exactamente una variante de la FIV, sino un tratamiento destinado a parejas de mujeres que desean compartir todo el proceso de la maternidad. Una manera, en mi opinión, muy especial de compartirlo es cuando una de ellas gesta un feto conseguido mediante los óvulos de la otra. Por supuesto, se va a utilizar semen de donante, ya que no hay parte masculina que pueda aportar el semen. Recurrimos a un banco de semen y vamos a hacer el proceso de fecundación *in vitro* en sus diferentes fases en las dos miembros de la pareja. Las dos mujeres van a formar parte de ese proceso.

El motivo por el que recurrí a un tratamiento de fertilidad fue porque soy lesbiana y mi pareja y yo teníamos el deseo de ser madres. En un principio, decidimos hacer el método ROPA, ya que creíamos que era la manera más inclusiva para las dos de formar parte del proceso. ELENA

Sometemos a las primeras fases, que son la estimulación y la punción, a una de las mujeres de la pareja. Cuando tengamos los óvulos, los inseminamos con semen procedente del banco de donación. Luego administramos las hormonas (estrógenos y progesterona) para preparar el endometrio de la mujer de la pareja que va a gestar para, posteriormente, hacer la transferencia. Las dos, de alguna manera, son madres biológicas, y esto es algo muy importante. Se puede incluso reservar el semen del mismo donante y utilizarlo para que en un proceso posterior sea la otra mujer la que geste y su pareja la que le done los óvulos. Caben todas las posibilidades. Hoy contamos con técnicas que permiten muchas opciones, todas ellas válidas. La fecundación *in vitro* ha abierto las puertas a formas realmente nuevas y especiales de maternidad en las que las dos partes, los dos progenitores, son parte biológica del nuevo ser. Es lo que permite el método ROPA. En general, se utiliza con mujeres sanas sin ningún tipo de problema, ya que suelen ser jóvenes, con lo cual conseguimos que las dos partes de la pareja se impliquen por igual, de manera intensa y profunda, en la maternidad.

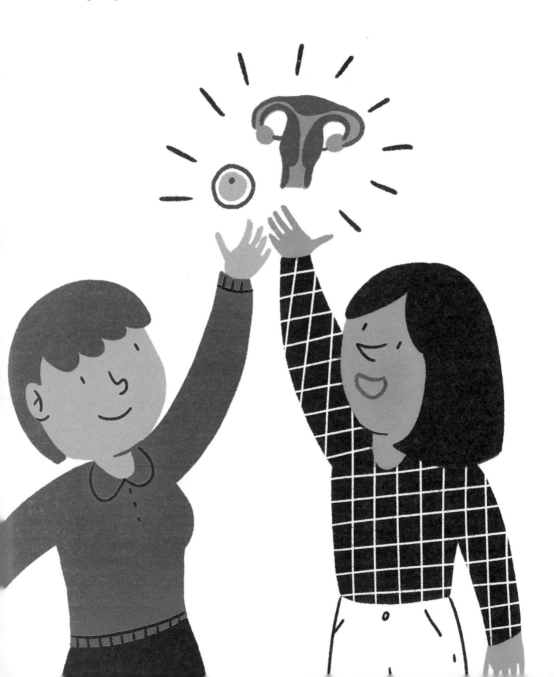

4.2.2.4 Otras técnicas

Diagnóstico preimplantacional: ¿en qué consiste una biopsia embrionaria?

El diagnóstico preimplantacional es una técnica relativamente nueva en la fecundación *in vitro,* puesto que no hace muchos años que se utiliza. Consiste en el estudio cromosómico, e incluso genético, de los embriones.

Se utiliza en casos en que sabemos que existe un alto riesgo de que el embrión presente anomalías cromosómicas (por ejemplo, cuando la edad de la madre es avanzada o cuando la madre o el padre son portadores de alguna anomalía cromosómica, que puede ser inocua para ellos, pero que podría ser perjudicial para el embrión) y queremos determinar si el embrión también es portador de esa anomalía genética y si eso puede dar lugar a algún problema. Es decir, que se puede utilizar en muchas situaciones, incluso cuando los padres simplemente desean estar seguros de que el hijo que van a gestar es cromosómicamente normal.

Las anomalías cromosómicas son relativamente frecuentes en la especie humana. Son responsables de un buen número de abortos y de algunos síndromes de discapacidad mental o física en los recién nacidos. Al igual que en los casos de embarazo natural en los que se hacen estudios cromosómicos del feto para confirmar su normalidad, con la fecundación *in vitro* se puede hacer el mismo estudio que haríamos en el embarazo natural con una **amniocentesis** o una **biopsia de corion** (estudiar los cromosomas o los genes), antes incluso de la implantación del embrión en el cuerpo, lo cual puede evitar tener que tomar decisiones como abortar, que siempre son muy dolorosas.

¿Cómo se hace? Se espera a que los embriones tengan el tamaño de tres o cinco días y, en lugar de implantarlos, se les practica una biopsia.

¿Cómo los biopsiamos? Cuando tienen cierto número de células, cogemos algunas de ellas, muy pocas, y las ponemos en un cultivo especial para que aumente su número, lo que tarda unos días. En ese cultivo especial, analizamos los cromosomas mediante **sondas genéticas** o estudios especiales de genes. Ahora bien, hemos de saber qué genes buscamos, puesto que no podemos analizarlos todos. Si sabemos que una mujer es portadora de, por ejemplo, hemofilia o de la enfermedad de Duchenne, enfermedades muy graves que puede transmitir a sus hijos, podemos estudiar si los embriones son portadores de este gen, desechar los que lo sean y utilizar solo los sanos para la transferencia al útero. Al cabo de unos días tendremos un resultado tanto a nivel cromosómico como a nivel genético de los estudios que hayamos realizado.

A nivel experimental, se han empezado a estudiar los cromosomas en el sobrenadante, es decir, ya no en las células del embrión, sino en el líquido de cultivo en el que mantenemos los embriones, lo que evita uno de los riesgos que hay al manipular el embrión y quitarle células: que no sobreviva. Es un proceso, insisto, que aún se encuentra en fase experimental.

Es importante recordar que esta técnica no consigue un mayor número de recién nacidos vivos y sanos. Si tienes diez embriones al principio, de los cuales cuatro son sanos y seis presentan anomalías, probablemente, si los transfieres todos, tendrás cuatros embarazos sanos al final. No tendrás más. Lo que pasa es que la tasa de abortos y la tasa de embarazos será mayor si solo transfieres los embriones sanos. Si transfieres todos los embriones, al final tendrás cuatros embriones sanos, pero habrás sufrido seis abortos, o seis transferencias sin éxito de esos embriones que no eran viables. Por lo tanto, lo que conseguimos con este método es un menor número de abortos y un mayor número de transferencias exitosas, pero no un mayor número de recién nacidos vivos y sanos.

Vitrificación de ovocitos

La vitrificación de ovocitos es un método que permite preservar la fertilidad de mujeres que, por el motivo que sea, corren algún riesgo de verla disminuida. A veces pueden ser motivos médicos (mujeres operadas de los ovarios, mujeres con cánceres que deben someterse a quimioterapia, que sería tóxica para sus óvulos y correrían el riesgo de no poder ser madres después de la curación del cáncer) o, simplemente, mujeres que deciden retrasar su maternidad hasta un momento en que biológicamente sería muy difícil porque la calidad de sus óvulos habría disminuido mucho.

¿En qué consiste la vitrificación de ovocitos? Es una congelación ultrarrápida y uniforme de las células. El óvulo maduro es una célula muy grande en comparación con las otras; de hecho, es la célula más grande del organismo. Mide una décima de milímetro —con una buena capacidad de visión, puede verse a simple vista—. Los biólogos, para manipular los óvulos, utilizan lupas de gran aumento, sin emplear verdaderos microscopios; solo recurren a estos cuando tienen que trabajar con espermatozoides, por ejemplo. Pero para ver el óvulo, no. El embrión es pequeño y el espermatozoide también —tiene un tamaño microscópico—, pero el óvulo es una célula grande. Esta célula sufre mucho si se congela con técnicas clásicas, ya que sus órganos internos pueden lesionarse e incluso llegar a morir. Desde que, alrededor de 2010 o 2011, se empezó a utilizar la vitrificación, es posible congelar óvulos. Antes, la única posibilidad que había de mantener la capacidad reproductiva era congelar embriones, lo cual podía ser útil para algunas parejas, pero no lo era, por ejemplo, para mujeres solas o para aquellas con pareja que no querían ser madres en ese momento y que tampoco tenían claro que su pareja fuera la que ellas elegirían para ser el padre de sus hijos. Hace quince años, si estas mujeres querían posponer su maternidad, tenían que asumir que necesitaban una pareja hombre o utilizar semen de donante para poder congelar embriones a partir de sus óvulos. Hoy la vitrificación permite que una mujer congele sus propios óvulos para poder decidir libremente el uso que les dará el día de mañana. Es importante tener en cuenta cuál es el mejor momento para vitrificar los óvulos.

Por experiencia, sabemos que la tasa de uso de óvulos congelados por parte de mujeres de menos de veintiocho o treinta años es muy baja. Muchas veces estas mujeres deciden ser madres con su pareja y lo son sin ninguna dificultad y no necesitan esos óvulos. Cuando estos se congelan a partir de los treinta y cinco o treinta y seis años, son de menor calidad y por ello, aunque la mujer los quiera utilizar, se encuentra con el problema de que no le resulta fácil quedarse embarazada.

Por lo general, cuando las mujeres congelan óvulos entre los veintisiete o veintinueve y los treinta y cinco o treinta y seis años, ya tienen las ideas muy claras y es el momento en que la tasa de uso óvulos congelados es de las más altas, y la tasa de embarazos también.

La congelación de óvulos no asegura al cien por cien que vaya a haber un embarazo exitoso. Tenemos una tasa de fecundación de óvulos muy alta, pero pueden darse problemas que dificulten el embarazo de la mujer.

Mediante la estimulación folicular que se practica en la fecundación *in vitro*, se obtienen óvulos, maduros y de calidad, que se congelan de manera rápida y homogénea; es decir, se vitrifican y se conservan a muy baja temperatura, a -270 ºC en el laboratorio. Un óvulo puede permanecer congelado mucho tiempo. No hace falta descongelarlo al cabo de un año o dos; se ha comprobado que pueden aguantar congelados ocho o diez años sin ningún tipo de problema. Y esto da mucha esperanza a mujeres que han de someterse a operaciones en las que puede quedar afectada su capacidad reproductiva, mujeres con cáncer que, al recibir quimioterapia, se vuelven infértiles, etc. Al congelar los óvulos, intentamos preservar su fertilidad.

Criopreservación de tejido ovárico

Otra forma especial de preservar la fertilidad es la congelación de tejido ovárico. En el caso de mujeres con un problema médico, un cáncer, por ejemplo, en las que a veces la urgencia es tal que no tenemos esos doce o quince días que necesitamos para conseguir óvulos mediante la estimulación folicular o en las que esta técnica pudiera estar contraindicada por el motivo que fuera, la congelación del tejido ovárico es una buena opción.

En los primeros capítulos explicábamos que el ovario es como una naranja y que los óvulos están en la piel, en la corteza ovárica, en los folículos. Pues bien, en la actualidad, mediante una laparoscopia, que es una técnica en la que se introduce un tubo con una cámara en el interior del abdomen a través del ombligo, una operación sencilla, con poco riesgo y muy poca agresividad, apenas invasiva, podemos «pelar» el ovario como si fuera una naranja. Decorticamos el ovario, así lo llamamos nosotros. Pelamos la naranja y troceamos los fragmentos de tejido ovárico que hemos obtenido del ovario que todavía está sano (es un procedimiento que se hace antes de la quimioterapia) y lo congelamos. Los biólogos tienen técnicas que les permiten congelar tejido, no solo células. Ahí encontramos óvulos, no maduros, sino en fases precoces de desarrollo, cuya congelación es sencilla y segura.

Cuando la mujer se ha curado, si desea ser madre, puede pedir que le reimplanten este tejido ovárico en el lugar en el que estaba. Nosotros lo llamamos **implante ortotópico**, que significa que están en el mismo sitio. O bien se le puede hacer un **implante heterotópico**, en un sitio diferente. Se han implantado en el brazo, el fondo de la axila o en otros sitios diferentes del abdomen de forma experimental. Hay mujeres que se han embarazado gracias a esa preservación urgente e *in extremis*.

Congelación de semen

¿Y qué pasa cuando es el hombre el que tiene un problema médico, como por ejemplo, algún tipo de cáncer, que puede poner en riesgo su fertilidad? En el caso de los hombres, la edad cuenta menos, porque ellos mantienen su función testicular hasta una edad muy avanzada, pero la preservación de semen, de espermatozoides, se lleva a cabo sobre todo cuando hombres jóvenes deben ser sometidos a quimioterapia, un tratamiento que puede afectar su fertilidad. Es una técnica muy sencilla que se practica desde hace muchos años y fue la base de la creación de los bancos de semen.

En ellos las muestras se conservan congeladas. El semen es muy fácil de congelar y descongelar, y presenta una tasa de recuperación espermática muy alta. Obtener el semen para congelar es igual de sencillo: se hace por masturbación. Es conveniente que el hombre no eyacule durante unos días antes, tres o cuatro como máximo. Es bueno acumular tanto semen como sea necesario antes de que el varón comience el tratamiento de quimioterapia.

Biopsia testicular

La biopsia testicular es una pequeña intervención quirúrgica, muy superficial, que se hace con anestesia local y que no requiere de ingreso. Se extrae tejido testicular mediante pequeñas incisiones en el escroto y los testículos que luego se suturan con un punto (aunque más adelante veremos que hay un tipo especial de biopsia en la que no se hace así). La muestra que se obtiene con esta técnica se lleva al laboratorio y tiene dos posibles usos:

- Uno es averiguar la causa de que el hombre no tenga ningún espermatozoide o muy pocos espermatozoides en el eyaculado.

- Pero sobre todo se utiliza para obtener espermatozoides del testículo, que es el lugar donde se producen. ¿Recuerdas lo que decíamos cuando hablábamos de los túbulos seminíferos y los espermatozoides que ya son fecundantes, pero que no se pueden mover? Aunque no tienen capacidad de llegar hasta el óvulo, se pueden utilizar en fresco para hacer una microinyección espermática (ICSI) para lograr el embarazo en la mujer.

Esta técnica está indicada, por tanto, cuando el hombre no eyacula. A veces ocurre que se ha hecho una vasectomía en el pasado y ahora ha cambiado de opinión y quiere ser padre. También se aplica en hombres que han sufrido infecciones que han destruido los deferentes o en casos de fibrosis quística. Esta técnica, no obstante. no tiene ninguna utilidad cuando el problema sea la ausencia de espermatozoides. Por ejemplo, hay hombres que, debido a una anomalía cromosómica denominada **síndrome de Klinefelter**, no producen espermatozoides y deben recurrir a un donante de semen. Hay casos en que hormonalmente ya se evidencia que no hay espermatozoides en los testículos y no se puede utilizar esta técnica.

Hay dos grandes tipos de biopsia testicular.

1. La que se practica con más frecuencia es la extracción de espermatozoides testiculares abierta, con una microincisión sobre el escroto y el testículo, lo que explicaba antes. Se denomina **TESE (Testicular Sperm Extraction)** y, con este tipo de biopsia, se suele obtener un número mayor de espermatozoides que se pueden llegar a congelar para utilizarlos en un ciclo posterior.

1. O bien se puede hacer con una aspiración utilizando una aguja que se llama **TESA (Testicular Sperm Aspiration)**, lo que también se conoce como biopsia percutánea. Es menos invasiva y presenta menos

probabilidades de que haya complicaciones y efectos secundarios, pero se obtienen muchos menos espermatozoides y suele ser muy poco eficaz. Hay pocas probabilidades de que los espermatozoides extraídos puedan congelarse. Es decir, se tiene menos capacidad de conseguir un embarazo.

La biopsia testicular se puede utilizar también, como comentaba antes, para hacer un estudio de las causas de la falta de espermatozoides, se puede concretar exactamente en qué punto de la formación de espermatozoides se produce la interrupción o incluso estudiar la composición y hasta los cromosomas del espermatozoide en las diferentes etapas de su formación. Esto, por ejemplo, cuando existen abortos de repetición, puede ser una posible ayuda en el diagnóstico.

Existe también otra técnica que empleamos cuando un varón no tiene espermatozoides porque se ha hecho una vasectomía y se arrepiente. En estos casos, es posible obtener espermatozoides desde el epidídimo, la parte del testículo donde se acumulan los espermatozoides antes de ir a la vesícula seminal. Practicar una aspiración en esta zona es más sencillo que en el testículo. Aquí nos encontramos con espermatozoides ya formados, así que es el lugar donde más a menudo se hace la aspiración. Se puede hacer también con punción, pero entonces se suele obtener un menor número de espermatozoides y, por tanto, hay que utilizarlos en fresco, no se pueden congelar.

Esto se llama **PESA (aspiración percutánea de espermatozoides del epidídimo)**: se introduce una aguja con una jeringa en el epidídimo y se aspira. Es un método poco invasivo que da pocos problemas, pero que solo se puede utilizar para procedimientos en fresco.

La otra posibilidad es la técnica **MESA**, que es la **aspiración microquirúrgica de los espermatozoides del epidídimo**, que igual que en el caso de la biopsia testicular, se hace abierta. Se lleva a cabo bajo anestesia.

Se practica una pequeña incisión y se aspiran los espermatozoides en diferentes zonas del epidídimo.

También se pueden hacer varias punciones con aguja (PESA) en diferentes zonas del epidídimo, lo que nos permite recoger una cantidad mayor de espermatozoides, y estos se pueden criopreservar para procedimientos posteriores.

La principal ventaja que tiene esta técnica, en comparación con la biopsia, es que los espermatozoides del epidídimo son más maduros y se evita así, además, la intervención directa en el testículo. Es recomendable intentar esto en primera instancia; como siempre, tiene que haber un biólogo en el quirófano para comprobar que, efectivamente, hay espermatozoides si hacemos una extracción. Podemos recurrir a la biopsia de testículo en caso de que no encontremos espermatozoides.

Criopreservación de embriones

También llamada congelación de embriones. Poco tiempo después de que se empezara a practicar la fecundación *in vitro*, en los años ochenta, ya se comenzó a congelar embriones. Los embriones son células pequeñas, fáciles de congelar y con una buena tasa de recuperación después de la descongelación.

En general, los embriones se congelan cuando una pareja, que se encuentra en un proceso de fecundación *in vitro*, ha conseguido ocho, diez, doce óvulos y se fecundan todos. Tendremos entonces entre siete y diez o doce embriones, de los cuales uno o dos van a ser transferidos. Si la mujer se embaraza, va a quedar un buen número de embriones congelados, así que más adelante podemos volver a intentar un embarazo con estos mismos. Y si no se embaraza, volvemos a utilizar embriones de esta recolecta. Así hasta que los utilicemos todos. Cuando esto ocurra, volveremos a hacer una estimulación de los ovarios para conseguir más óvulos y volver a tener embriones.

Pero el principal problema es qué hacer después con los embriones que al final no se utilizan. Muchas veces se congelan durante un tiempo y, cuando la pareja decide que ya no los va a utilizar, hay varias opciones. Una es destruirlos y otra es utilizarlos en el laboratorio para hacer investigación. Es decir, aunque no se puedan desarrollar y la ley prohíba ciertas prácticas que podrían causar conflictos éticos, sí que se pueden emplear para estudiar el proceso de división y mejorar las técnicas de fertilidad para aumentar las tasas de embarazo en reproducción asistida. Una tercera opción es la donación de los embriones sobrantes. Hay parejas que no pueden conseguir un embrión propio por el motivo que sea y con ellas se podría iniciar el proceso conocido como adopción de embriones, que es legal.

Muchas personas que me leen se preguntarán si es ético tener embriones congelados. Yo tengo mi propia respuesta, aunque entiendo que es un debate abierto y que hay algunos sectores en la sociedad que consideran que no lo es. La vida, el embarazo de verdad, comienza, en mi opinión, cuando el embrión se ha implantado. Si el embrión no está implantado, no tiene capacidad de vivir. En el proceso desde que la mujer ovula hasta que nace un niño, después de la fecundación, el único hito biológico que marca una diferencia es la implantación. No hay un aspecto biológico que marque la frontera entre embrión y feto. Simplemente, es el número de semanas que han pasado. Y más o menos sabemos que, al cabo de cierto tiempo, el feto ya está más desarrollado, más maduro, tiene más forma humana. Antes es exactamente lo mismo, pero con menos forma, aún no está tan madurado.

No podemos dejar de hablar de los ***add-ons***, una palabra anglosajona que significa que algo se añade, un complemento a algo. Hay muchos *add-ons*, muchas técnicas que se incorporan al tratamiento estándar de la fecundación *in vitro* con la intención de mejorar resultados. En muchas ocasiones se proponen como tratamientos adicionales a las parejas, a las que suele resultarles difícil decidir si utilizarlos es bueno o no.

En castellano se llamarían tratamientos complementarios o adyuvantes. Con frecuencia se dice que esto puede aumentar la tasa de recién nacidos vivos, pero a menudo, por desgracia, falta evidencia suficiente que sustente y dé solidez a esta afirmación.

En medicina utilizamos mucho, como técnica para evaluar nuestros métodos, lo que llamamos ensayos controlados y randomizados, el término médico para definir los estudios que hacemos para comprobar si, efectivamente, una técnica funciona o no. Y, por desgracia, muchos de estos *add-ons* no han demostrado ser útiles. Entre los que no han demostrado utilidad, tenemos, por ejemplo, la activación artificial de los óvulos, la congelación de todos los embriones, en todos los ciclos, para segmentar el ciclo de FIV y hacerlo sistemáticamente en dos fases, como explicamos en otro apartado, y el ***scratching***, que es la lesión del endometrio el ciclo anterior a la transferencia real, lo que induciría una secreción de fibrina que haría que en el siguiente ciclo fuese más fácil que se implantara el embrión. Tampoco tiene una efectividad demostrada al cien por cien lo que llamamos el ***EmbryoGlue®***, el pegamento del embrión, que es utilizar medios especiales enriquecidos con hialuronato, una sal del ácido hialurónico, que para algunos investigadores mejoraría la capacidad de la implantación del embrión.

Tampoco tenemos evidencias que sustenten de manera notable técnicas como el ***time-lapse***, el *Embryoscope*, si bien cada vez más datos sugieren que pueden ser útiles, pero aún no tenemos un nivel suficiente de evidencia para integrarlas en el sistema de salud público, ya que todo esto significa más gasto. Probablemente, lo que nos falte es más experiencia en su uso y más información para poder recomendarlas de manera definitiva en todos los casos.

Otras pruebas, no obstante, han demostrado que no son útiles y, por tanto, no hay que emplearlas de manera sistemática en todos los ciclos; quizá en algunos casos estén indicadas, pero no en todos. Por ejemplo, lo que llamamos *assisted-hatching*. El óvulo tiene una corona de células alrededor que se llama **corona pelúcida** y que pierde al ser expulsado del folículo. Como en la fecundación *in vitro* el óvulo no pierde esta corona celular, el *assisted-hatching* consiste en ayudar a perderla. Asimismo, las pruebas inmunológicas que hacemos para la fertilidad han demostrado que solo son útiles en algunos casos, pero no en todos.

El cultivo intrauterino de los óvulos o de los embriones tampoco es útil. Ya hemos dicho que las pruebas embrionarias, el diagnóstico preimplantacional, no aumenta el número de recién nacidos vivos, lo que hace es disminuir el número de transferencias de embriones necesarias para tener un recién nacido vivo y el número de abortos. Después de la transferencia de los embriones, hay una serie de técnicas que pueden ayudar, pero no tenemos evidencia suficiente para poderlas recomendar de manera sistemática en todos los casos. Pueden suponer un avance o una ventaja en algunas situaciones, pero tienes que preguntarle a tu especialista si a ti te pueden ayudar o no.

Gestación subrogada

Mencionamos aquí la gestación subrogada, aunque sea una técnica que en España no está regulada y es ilegal.

Hablamos de gestación subrogada cuando una mujer se ofrece a gestar el hijo de otra mujer. Esto, por supuesto, puede conllevar muchos problemas éticos: por lo general, la mujer gestante recibe una compensación económica por lo que hace, a veces es mucho dinero, y hay que tener en cuenta todas estas implicaciones, que van más allá de lo estrictamente médico.

Hoy es factible. Parejas de hombres pueden recurrir a subrogar un útero y que una mujer ponga los óvulos, por ejemplo, o una mujer a la que le falte el útero, que tenga un problema uterino irresoluble o una condición médica que haga inviable el embarazo puede poner los óvulos y otra puede poner el útero. Una vez que el niño haya nacido, será entregado a sus «padres cromosómicos», sean hombre y mujer o dos hombres, que serán sus padres legales y se encargarán de su educación y su crianza.

Trasplante de útero

Tampoco puedo dejar de tratar en este libro la última técnica que ha aparecido en el campo de las tecnologías de la reproducción asistida: el trasplante de útero.

He tenido el honor de dirigir el primer equipo que ha llevado a cabo esta técnica en España. Consiste en una operación quirúrgica muy compleja, en la que se obtiene el útero de una donante —nosotros lo hemos hecho con donantes vivas, pero también se puede hacer con cuerpos donados— para después, utilizando las venas y las arterias de este útero, trasplantarlo al cuerpo de una mujer que no tiene, bien porque lo ha perdido, bien porque ha nacido sin él.

Al cabo de seis meses de esta cirugía, tras haber hecho previamente una fecundación *in vitro* para obtener óvulos de esta mujer y espermatozoides de su pareja, se hace una transferencia de embriones congelados a este útero. El principal objetivo de esta técnica es meramente reproductivo, no es tener la regla, aunque por supuesto son mujeres con ovarios que menstruarán.

Según el convenio internacional, después del segundo embarazo, extirparíamos el útero a la receptora para que pudiera suspender el uso obligado de fármacos inmunosupresores que deben ser utilizados el mínimo tiempo posible mientras tenga el útero en su cuerpo.

4.2.3 ASPECTOS LEGALES DE LAS TRA QUE ES NECESARIO CONOCER

En España tenemos la suerte de contar con una de las legislaciones sobre reproducción asistida más permisiva y progresista de Europa, y también una de las que más garantías ofrecen a las mujeres que recurren a estas técnicas.

En nuestro país, cualquier persona mayor de edad puede someterse a procedimientos de reproducción asistida, independientemente de su estado civil u orientación sexual. Aunque la ley no marca un límite de edad máximo, los centros de reproducción asistida han acordado de manera tácita no someter a mujeres mayores de cincuenta años a una TRA.

4.2.3.1 Aspectos generales de la normativa

En España se permite algo que en otros países está prohibido: la donación altruista de **gametos**, es decir, óvulos y espermatozoides. Esto, junto a la alta calidad de nuestros centros de reproducción asistida y su elevada tasa de éxito, ha hecho que nos convirtamos en un destino para muchas personas que quieren probar estas técnicas. Digamos que nuestro país se ha convertido en un destino de turismo reproductivo de primer orden en Europa. Por dar unas cifras, antes de la pandemia, llegamos a tener más de quince mil ciclos anuales en pacientes de fuera de nuestras fronteras.

También en España se permite el método ROPA, prohibido en otros países de nuestro entorno.

La Comisión Nacional de Reproducción Humana Asistida (CNRHA), compuesta por técnicos (y algún político), es el organismo que se asegura de que realmente las prácticas llevadas a cabo en las diferentes clínicas sean los procesos adecuados. Entre sus funciones está la de autorizar los casos de fecundación asistida en supuestos no contemplados en la ley. Es la que determina cuál es la compensación económica adecuada para los donantes, permite también hacer tratamientos y autoriza las propuestas de investigación con embriones; es decir, que vela por que se cumplan los requisitos técnicos y éticos que marca la ley en relación con el embrión.

Dictamina asimismo si algún caso que no esté previsto por la ley puede realizarse o no. En España se autoriza una transferencia máxima de tres embriones. Es decir, así evitamos lo que ocurre en muchos países: los embarazos múltiples que tienen complicaciones muy serias, tanto para la madre como para los posibles recién nacidos, con el riesgo de prematuridad que estas gestaciones conllevan.

La ley marca que una mujer que opte por estas técnicas puede retirarse en cualquier momento antes de la transferencia embrionaria, y esta petición debe atenderse; es decir, que si por lo que sea, justo antes de hacer la transferencia te arrepientes, no hay ningún problema, la ley te ampara y te lo permite. La ley también establece que los embriones creados puedan conservarse para una transferencia posterior a la misma pareja mediante la vitrificación, la congelación de estos embriones. Puede destinarse a otra pareja que requiera la adopción de embriones o para fines de investigación, pero, eso sí, siempre y cuando la pareja propietaria autorice de manera consciente y adecuada estos fines. También es importante que, para poder utilizarse en estudios, el embrión no haya pasado más de catorce días desde su fecundación. La ley española habla sobre el diagnóstico preimplantacional, que está autorizado para el uso de embriones con fines terapéuticos; es decir, estableciendo dos supuestos para que se pueda hacer una DGP, que ya he explicado.

- Primero, la detección de enfermedades hereditarias graves de aparición precoz y que no tengan tratamiento curativo posnatal, con arreglo a los conocimientos científicos actuales.

- Segundo, la detección de las alteraciones que puedan comprometer la vida del embrión y, por tanto, resultar en **fallos de la implantación** o criaturas con anomalías físicas graves y severas.

4.2.3.2 Aspectos sobre criopreservación de gametos y embriones

La norma española también establece que la donación de semen y de óvulos, y también la donación de los embriones de una pareja que ya no va a utilizarlos, son prácticas que están reguladas mediante un contrato formal, confidencial y gratuito, entre los donantes y el centro autorizado de fecundación asistida. Los donantes pueden obtener una compensación económica, que está determinada por, como hemos dicho, la Comisión Nacional de Reproducción Humana Asistida, pero solo es una compensación por las molestias, no se trata de un contrato de compraventa.

Nos ofrecimos como familia adoptante y nos plateamos probar la ovo-donación. Fue la decisión más difícil que he tomado en mi vida, ya que entraba en juego la renuncia genética, un tremendo dilema moral e incluso feminista en mi caso. Aunque la donación es altruista, sabía que se le da una compensación económica a la donante. Me perturbaba saber si lo había hecho por necesidad/dinero o porque realmente tenía un deseo sincero de ayudar. Quizá fuera por las dos cosas... **SARA**

La ley marca que los donantes han de ser mayores de edad, presentar un buen estado de salud física y psicológica y plena capacidad de tomar decisiones. No pueden tener enfermedades genéticas, hereditarias, infecciosas o transmisibles a la descendencia, ni ellos ni su familia, por tanto, las personas adoptadas no podrían ser donantes de gametos. Han de estar de acuerdo en mantener el anonimato, no pueden ser conocidos por los receptores o por los futuros hijos que puedan nacer, y esto ha de constar así en el documento de consentimiento que ellos firman. Deben estar de acuerdo en que la donación es altruista y que no habrá remuneración. La ley no establece la edad máxima para ser donante, pero la mayoría de las clínicas han acordado que la edad máxima para una mujer sea de treinta y cinco años y la de los hombres, no más de cincuenta. Además, según la ley, el número de hijos nacidos del mismo donante no puede ser superior a seis.

La ley también concreta que los embriones, los ovocitos, los espermatozoides y el tejido ovárico que están crioconservados solo tienen tres destinos posibles: el uso por la propia mujer o su pareja, la donación a otra pareja para un fin reproductivo o la donación para un fin de investigación.

Siempre debe contarse con la aprobación de la autoridad sanitaria correspondiente para poder hacer esta **criopreservación**. Y en todos los casos es necesario el consentimiento informado, firmado por todas las partes.

La ley, aunque permisiva, también da muchas garantías, y establece unos márgenes rígidos, si bien amplios, sobre las normas que se han de desarrollar. Además, en el caso de los ovocitos criopreservados y de los embriones, este contrato debe ser renovado cada dos años y en el caso del semen, cada año. Los embriones que sobran de un tratamiento de reproducción asistida deberán ser conservados en unos bancos autorizados para tal fin, que han de cumplir unos requisitos que marca la ley. Estos centros se someterán a revisiones periódicas para comprobar que, efectivamente, cumplen con la ley y mantienen un nivel mínimo adecuado de calidad. Estos óvulos o estos embriones que sobran permanecerán ahí hasta que se destinen a los fines estipulados por la ley vistos anteriormente (utilización por la pareja, donación a otra pareja o donación a la ciencia).

Si se decide que se destruyan, que también puede ser el caso, la mujer tiene que aportar dos informes médicos independientes en que se reflejen que ella ya no cumple con los criterios para reiniciar el tratamiento de fecundación asistida.

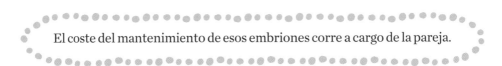

El coste del mantenimiento de esos embriones corre a cargo de la pareja.

También es importante hablar sobre lo que dice la ley en cuanto a investigación. En primer lugar, para poder llevar a cabo cualquier trabajo de investigación con embriones, óvulos o espermatozoides, es necesario contar con el consentimiento explícito de la pareja o del propietario de esos gametos para ese protocolo de investigación y mencionar el tipo de proyecto que se investiga. Por tanto, los propietarios deben renunciar al mismo tiempo de manera explícita a esos gametos, ya que la ley dictamina que todos aquellos gametos que se hayan utilizado para investigación no podrán ser empleados después con fines procreativos y ser transferidos a una mujer. La ley remarca asimismo que estas investigaciones se lleven a cabo en centros especializados y autorizados. Tienen que ser centros que por ley cumplan con una serie de requisitos importantes y cada proyecto de investigación debe ser autorizado de manera individual. Ha de contar con la aprobación de las autoridades competentes y también de la Comisión Nacional de Reproducción Humana Asistida.

Como ves, la ley, aunque permisiva, al mismo tiempo garantiza los derechos tanto de las parejas como de los embriones que podrían haberse convertido algún día en personas.

4.2.3.3 Legislación vigente respecto al banco de gametos o donación de embriones

Ya hemos señalado en diferentes ocasiones lo que la legislación marca en cuanto a las personas que donan gametos, óvulos o espermatozoides. La ley establece que han de ser mayores de edad, presentar una buena salud física y mental y no albergar la posibilidad de transmitir enfermedades hereditarias a los posibles hijos. Por tanto, la ley garantiza la salud de los donantes, además de que las técnicas de los centros de reproducción asistida permiten determinar que la calidad de los óvulos y los espermatozoides donados sea la máxima por lo que, en situaciones ideales, solo aceptan a mujeres menores de treinta y cinco años o en general, de menos de cuarenta años, pues así se minimiza el riesgo de problemas para los bebés.

Muchas veces mis pacientes me preguntan cómo se lleva a cabo la gestión de donantes en la reproducción asistida. Los encargados de seleccionar los donantes tienen en cuenta los rasgos físicos de los receptores o de la mujer sola y, mediante la base de datos de los donantes, cruzan las características de ambos receptores o de la mujer sola (altura, color de ojos, de pelo, de la piel, el grupo sanguíneo). Sobre este primer cribado, se hace una segunda selección ya más fina, comparando incluso las fotos de los donantes y los receptores.

En la actualidad, se puede hacer una selección más exhaustiva mediante análisis especializados, cromosómicos y/o genéticos, para identificar este tipo de problemas. De este modo, sabemos, por ejemplo, si el donante es portador de alguna enfermedad genética, aunque no la presente. Se calcula que los seres humanos tenemos entre tres y cinco anomalías genéticas de las que podemos ser portadores, aunque no las padezcamos. Pudiera ser que, por casualidad, el donante también tuviera esa anomalía genética, con lo que no sería compatible. La ley no lo exige, pero la técnica lo permite.

Habla con tu centro para saber si es posible hacer este estudio. Muchas veces cruzamos donante y receptor para asegurarnos de que no comparten mutaciones en los mismos genes. Así minimizamos un potencial problema genético en la descendencia.

4.2.3.4 Funcionamiento de los programas de donación de gametos y embriones

Como acabamos de ver, el estudio médico que se hace a los donantes es muy exhaustivo, muy detallado, e incluye un seminograma en el caso de los hombres y un estudio del cariotipo tanto de los donantes hombres como de las mujeres para descartar enfermedades cromosómicas o genéticas que puedan pasar al embrión (te recuerdo que somos portadores de entre tres y cinco anomalías genéticas, como mínimo, aunque nunca las manifestemos).

La ley marca que se comprueben las más importantes (enfermedades infecciosas como la hepatitis B y C, el sida...), aunque se pueden mirar también otras. La técnica actual nos permite hacer el *matching* entre donante y receptor. Estos análisis se repetirán a los seis meses, antes de certificar que la persona es apta para, efectivamente, ser donante.

Del mismo modo, los equipos de psicólogos de los centros de reproducción llevan a cabo pruebas psicológicas muy exhaustivas, de tal manera que al final solo un porcentaje pequeño, no mayor del 20 por ciento, de las personas que quieren ser donantes cumplen con los requisitos para donar.

Es muy importante que te asegures de que en tu centro se siguen todos estos pasos, pues así tendrás las mejores garantías posibles. Debes saber también que, a la hora de elegir un donante, algunos centros ofrecen la posibilidad de reservar esa muestra durante un tiempo para utilizarla solo contigo y tu pareja, o contigo, si eres una mujer sola. Es decir, la ley y los centros garantizan control firme y máximas garantías para evitar problemas con la descendencia.

4.2.4 PRECIO DE LOS TRATAMIENTOS

Es muy difícil establecer cuáles son los precios estándares de un tratamiento de FIV; la ley no los regula, deja que el mercado se autorregule.

Los precios pueden variar mucho de unos centros a otros en función de lo que incluyan. Yo siempre les explico a mis pacientes que esto es como un viaje en tren. Tú quieres ir a Madrid, pero, por lo que sea, el tren te deja en Zaragoza, no llega a su destino, con lo cual el precio final que vas a pagar no va a ser el mismo. Tampoco va a ser el mismo precio en función de la clase en la que vayas. Hay centros que ofrecen tratamientos *low cost*, que no es que tengan menos garantías de éxito, pero las instalaciones pueden ser peores y los controles menos exhaustivos que los que se hacen en otros centros. Tampoco es lo mismo si en el tren tomas un café o comes un bocadillo; el viaje va a ser más caro que si no hay ningún extra. Hemos dicho a lo largo de todo el libro que en un tratamiento de reproducción asistida puede haber muchos extras para intentar aumentar las probabilidades de éxito y eso va a suponer, claro está, gastos adicionales.

De forma aproximada, en un centro estándar de calidad una FIV convencional cuesta alrededor de unos 4.000 o 5.000 euros; una FIV con ICSI, unos 5.000 o 6.000 euros; una FIV con donante, 7.000 u 8.000 euros más o menos. Las inseminaciones son mucho más baratas; con semen de tu pareja te puede costar alrededor de 800 o 1.000 euros, y si es con semen de donante, entre 1.200 y 1.400 euros.

Es muy difícil poder establecer cuáles son los precios normales y adecuados, pero yo siempre digo que, como en cualquier tratamiento médico, lo primero es tener confianza en el centro elegido y no dudes en hablar con este para que te quede claro si puedes decidir cuándo quieres parar, para analizar exactamente todas las oportunidades que te ofrecen y saber los nuevos tratamientos y las nuevas técnicas que puedes añadir al tratamiento base y su precio, conocer las garantías que te ofrecen los extras en cuanto a la posibilidad de conseguir un embarazo, etc.

Siempre nos mostraremos agradecidos con todos los profesionales que nos ayudaron en el proceso, en especial con el doctor, por su empatía y dedicación en el seguimiento de mi enfermedad, y con la doctora que colaboró en nuestro caso, por su saber hacer y profesionalidad durante todo el tratamiento de fertilidad *in vitro*. **MIREIA**

> Estoy muy contenta y agradecida a mi centro de reproducción asistida por la gran profesionalidad de todas las personas que trabajan en él, por su competencia y el excelente trato que siempre recibí. Siempre me animaron y me hicieron sentir muy cómoda. **LENI**

Recuerda que el tratamiento (concretamente, los fármacos que la mujer ha de administrarse) suele ir aparte, a un precio de 800 o 1.000 euros en función de las circunstancias; algunas lo incluyen en el precio, otras no. Es decir, analízalo todo.

La Seguridad Social ofrece a mujeres menores de cuarenta años un máximo de dos ciclos con las técnicas que se han demostrado útiles para conseguir una mejor tasa de embarazos.

4.2.5. POSIBILIDADES DE QUEDARTE EMBARAZADA

Un apartado que no podría faltar en este libro y que probablemente estés echando en falta es el porcentaje de éxito de los tratamientos. Este puede variar mucho, así que recomiendo que a la hora de elegir centro preguntes sobre los porcentajes de éxito reales del tratamiento que te proponen. La Sociedad Española de Fertilidad publica cada año las tasas de éxito obtenidas después de analizar los años anteriores.

Las tasas de éxito, como toda estadística, son susceptibles de múltiples miradas y lecturas. Pero no pierdas de vista lo más importante: que lo que busca una pareja o una persona es conseguir un recién nacido vivo y las tasas que realmente te interesan son las de recién nacidos vivos y sanos por pareja que empieza el tratamiento. Muchas veces los datos no se presentan así, puede haber mil cosas que influyan en que se consiga o no un recién nacido vivo, y los expertos en reproducción pueden cambiar el numerador y el denominador de la fracción que expresa los resultados.

Por consenso entre todos los centros de reproducción, las tasas de éxito de la fecundación *in vitro* se miden en tasas de embarazos por transferencia de embriones. Y eso va a depender de muchas cosas, sobre todo de la edad de la madre, que es lo que más influye, y también de la etiología de la esterilidad y de factores masculinos. En España se calcula que el 12-18 por ciento de los recién nacidos de cada año, una cifra muy significativa, son producto de técnicas de reproducción asistida. En el porcentaje influye, sobre todo, la edad de la mujer, pero también otros factores, como la calidad de los ovocitos, las técnicas de fecundación que se hayan utilizado, la calidad del semen, la calidad de los óvulos y de los embriones, el número de embriones transferidos, la causa de infertilidad y el protocolo de medicación, tanto para la estimulación ovárica como para la preparación endometrial de las clínicas.

Cada clínica tiene una tasa de éxitos diferente, pero, en general, las tasas de parto, las de recién nacidos por transferencia de embriones, en mujeres jóvenes de menos de treinta y cinco años se sitúa en el 35 por ciento de recién nacidos por transferencia de embriones. En mujeres mayores baja al 25 por ciento y en mujeres de más de cuarenta años puede bajar incluso al 15 por ciento, en función de nuevo de si han utilizado óvulos propios o donados, etc.

Las tasas de parto único son del 90 por ciento de los partos y el 10 por ciento son de embarazos múltiples. La tasa de aborto también es importante, en torno al 20 por ciento, aunque es parecida a la de las gestaciones conseguidas de manera natural.

4.3 OTROS TRATAMIENTOS (EN SITUACIONES ESPECIALES)

4.3.1 TRATAMIENTO DE LOS MIOMAS

Los miomas son tumores benignos en el útero, muy habituales en la especie humana. Se calcula que hasta el 80 por ciento de las mujeres puede tener miomas uterinos. Son más frecuentes en mujeres mayores, que generalmente han concluido su ciclo reproductivo, pero también se observan en jóvenes que aún no se han quedado embarazadas. Muchas mujeres se preguntan sobre la posible influencia de estos miomas en las posibilidades de quedarse embarazadas tanto de manera espontánea como por reproducción asistida.

Las consecuencias en la reproducción y, por tanto, la necesidad de tratamiento depende del lugar en el útero en el que se encuentren alojados los miomas.

El útero tiene dos capas bien diferenciadas:

- la capa más interna, el endometrio, la que se prepara cada mes para albergar al embrión y, si no hay embarazo, se expulsa en forma de regla;

- y la capa más externa, el miometrio, el músculo que el día del parto se contrae para que pueda salir el bebé.

Estas dos capas están dentro de una especie de funda que recubre al útero por completo que se llama **serosa**.

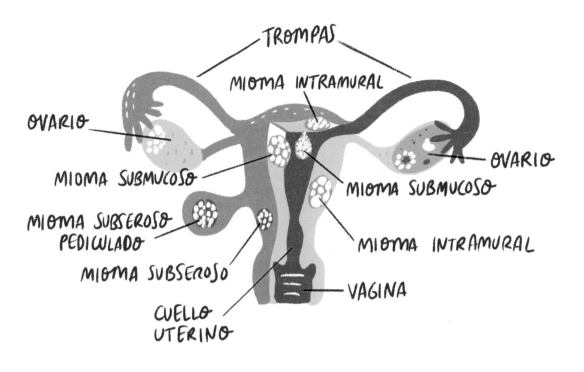

TROMPAS

MIOMA INTRAMURAL

OVARIO

OVARIO

MIOMA SUBMUCOSO

MIOMA SUBMUCOSO

MIOMA SUBSEROSO
PEDICULADO

MIOMA INTRAMURAL

MIOMA SUBSEROSO

VAGINA

CUELLO
UTERINO

Pues bien, en función de dónde se encuentren los miomas en relación
con las dos capas del útero y la funda que las envuelve, la influencia
sobre la fertilidad va a ser más o menos importante. Los que están localizados cerca de la capa interna, el endometrio, los llamamos submuco-
sos. Pueden ser de diferentes tipos en función de lo dentro y cerca que
estén del endometrio o de lo mucho que le afecten. En relación con la
distancia con el endometrio, los miomas más cercanos son los tipo 0,
tipo 1 y tipo 2. Estos ejercen un claro efecto sobre la fertilidad, suelen
producir muchos problemas de sangrado y otras molestias y, por tanto,
han de ser tratados siempre.

Los que están cerca de la serosa son miomas subserosos, los tipos 4,
5 o 6. Como se aprecia en la ilustración, estos miomas dan muy pocos
síntomas, no hay sangrado ni dolor, afectan muy poco a la fertilidad y
no suelen precisar de ningún tipo de tratamiento.

Fertilidad

Los que más dudas presentan son los miomas que afectan a la capa muscular, al miometrio, los miomas intramurales o de tipo 3. Cada vez la certeza de que influyen en la probabilidad de embarazo es mayor, sobre todo en mujeres que ya presentan dificultades para quedarse embarazadas, por lo que preferimos tratarlos. Pueden ser muy pequeños, en cuyo caso no es necesario, pero cuando se observa un tamaño significativo, es posible que altere la contractilidad del útero, el mecanismo íntimo del funcionamiento del útero, y pensamos que es mejor operarlos o tratarlos de alguna manera. En algunos casos se pueden destruir mediante técnicas como la **radiofrecuencia** o el **HIFU**.

4.3.2 TRATAMIENTO DE LA ENDOMETRIOSIS: ¿CUÁNDO Y CÓMO?

Las mujeres con endometriosis pueden tener dificultades para quedarse embarazadas, eso es cierto, pero el tratamiento de la esterilidad asociada a la endometriosis va a depender de diferentes factores. Probablemente, la fecundación *in vitro* sea un buen tratamiento para la esterilidad de la endometriosis y no haría falta hacer otras técnicas antes.

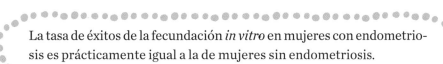

La tasa de éxitos de la fecundación *in vitro* en mujeres con endometriosis es prácticamente igual a la de mujeres sin endometriosis.

Sin embargo, sabemos que hay algunos factores que pueden influir en ese éxito y aconsejamos a las mujeres tratarse o no en función de estos factores. Así, por ejemplo, el tratamiento de los quistes ováricos de endometriosis, los endometriomas, no influye en la fecundación *in vitro*, no aumenta las tasas de éxito y, sin embargo, puede disminuir la respuesta ovárica a la estimulación. En principio, a no ser que pudiesen influir en la posibilidad de recuperar óvulos durante la punción, pensamos que es mejor no tratarlos. Incluso si los tratamos, a veces consideramos que es mejor no operarlos o solo hacerlo en situaciones muy concretas.

No es el caso de la endometriosis profunda, que si bien no tenemos absolutamente claro cuál es el papel que tiene en la fertilidad, cada vez disponemos de más evidencias de que la cirugía de la endometriosis profunda puede beneficiar e incrementar las posibilidades de éxito de una fecundación *in vitro*. De modo que siempre nos planteamos la posibilidad de intervenir quirúrgicamente a estas mujeres para extirpar los focos de endometriosis, en especial si alguna técnica de reproducción previa ha fracasado.

Un año después de dejar los anticonceptivos ingresé con un gran dolor en urgencias del hospital, donde me dijeron que tenía un quiste de unos ocho centímetros en un ovario y un nódulo en el tabique rectovaginal. Meses después, en consulta, me diagnosticaron endometriosis profunda y me derivaron directamente a la unidad de reproducción. Allí empezó nuestro periplo. **SARA**

La adenomiosis es la endometriosis que afecta al músculo del útero y puede reducir hasta un 50 por ciento las probabilidades de embarazo de una mujer que se somete a una FIV. Creemos que es muy importante tratar la adenomiosis antes de la transferencia, sobre todo cuando se trata de una adenomiosis difusa que afecta de manera global a todo el útero.

Después de ser diagnosticada de endometriosis a los dieciocho años y ser operada precipitadamente en dos ocasiones debido a esta afección, me planteo el querer ser madre con la incertidumbre de si podré quedarme embarazada de manera natural con una reserva ovárica baja para mi edad a consecuencia de las operaciones anteriores. **MIREIA**

4.3.3 TRATAMIENTO DE LAS MALFORMACIONES UTERINAS

Las malformaciones del aparato genital femenino, especialmente del útero, se encuentran entre las más frecuentes de la especie humana. Se calcula que hasta un 5 por ciento o más de las mujeres presenta alguna malformación en el útero. La mayoría son asintomáticas y no suponen ningún problema, la mujer puede quedarse embarazada sin complicaciones. No obstante, si la mujer no logra embarazarse y ha de recurrir a técnicas de reproducción asistida, pensamos que es mejor que el útero se enfrente al tratamiento en las mejores condiciones posibles. En mujeres estériles con malformaciones uterinas que han de ser sometidas a tratamientos de FIV, creemos que es necesario hacer un tratamiento previo antes de pasar por el proceso de la fecundación *in vitro*.

4.3.4 TRATAMIENTOS DE LOS PÓLIPOS

Los pólipos uterinos son pequeños crecimientos localizados de tejido endometrial que pueden afectar en algunos casos a la implantación, e igual que con las malformaciones y los miomas, cuando una mujer llega a someterse a técnicas de reproducción asistida, creemos que es obligatorio tratarlos y extirpar los pólipos antes de someterse a estas técnicas. La extirpación es muy sencilla, se lleva a cabo mediante una histeroscopia, cirugías ambulatorias que no requieren ingreso y son de muy poco riesgo.

4.3.5 TRATAMIENTO DE LAS TROMPAS DILATADAS

Algunas mujeres también tienen las trompas dilatadas, esto es, las trompas se llenan de líquido. Sabemos que ese líquido puede ser secundario a infecciones o a problemas como la endometriosis y que a veces está mezclado con sangre. Es un líquido tóxico para los embriones y puede disminuir las posibilidades de éxito cuando hacemos la transferencia. Por ello, aconsejamos a nuestras pacientes con este problema que se sometan a alguna técnica de tratamiento para trompas dilatadas (por ejemplo, la extirpación de las trompas o la ligadura de las mismas en la parte más cercana al útero) para evitar que el líquido de las trompas fluya hacia la cavidad uterina y ponga en peligro la viabilidad de los embriones que se transfieran al útero.

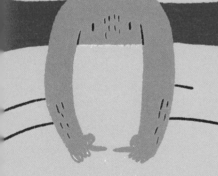

Capítulo 5

el IMPA

el DÍA

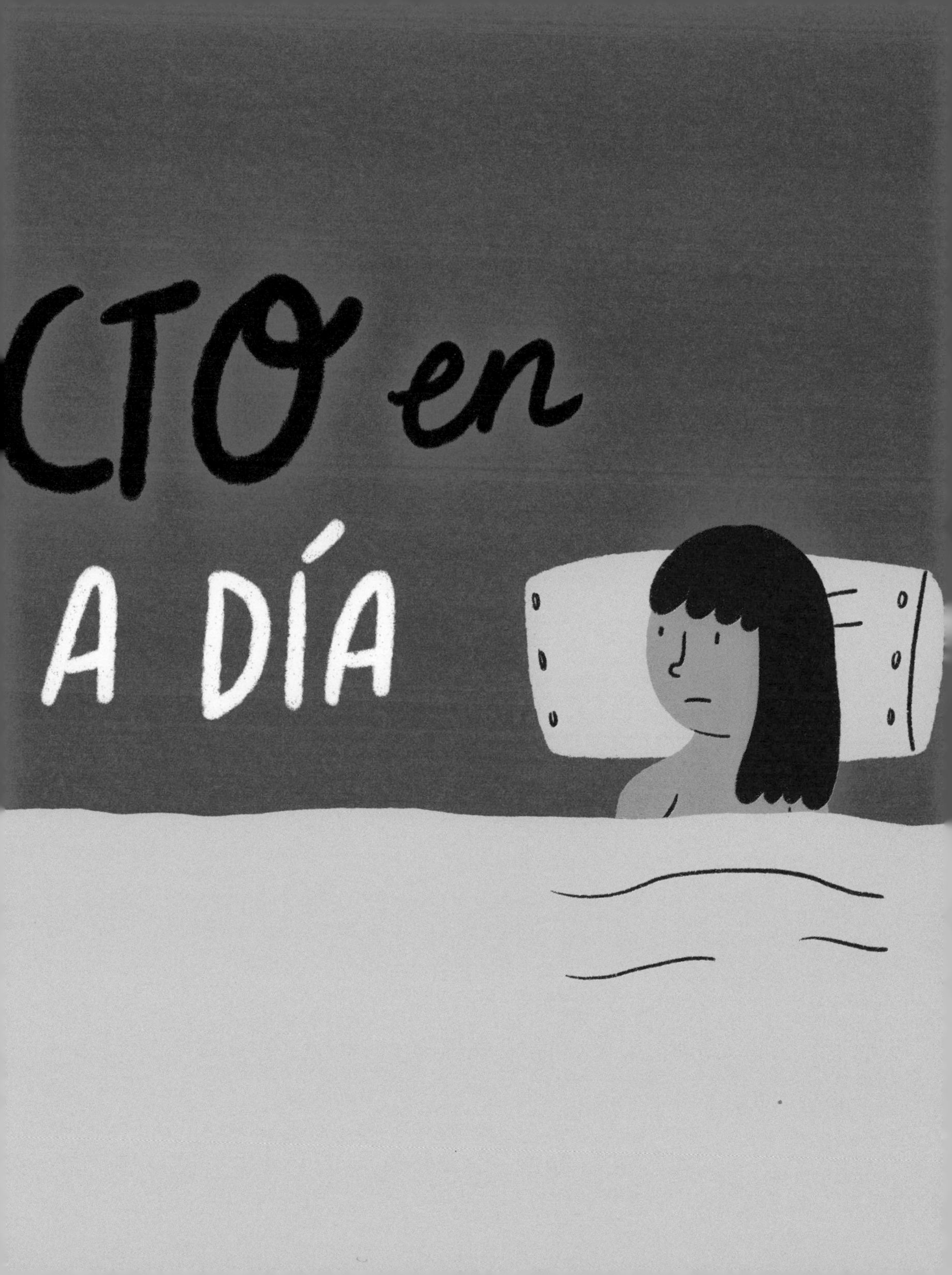
CTO en
A DÍA

5.1 ¿CÓMO AFECTA EMOCIONALMENTE LA INFERTILIDAD?

Las consecuencias de la infertilidad en las pacientes y en las parejas en general no son pequeñas. Numerosas mujeres consideran la fertilidad como un aspecto muy importante en sus vidas y la sociedad muchas veces las presiona en este sentido.

Se ha demostrado que más de la mitad de las mujeres infértiles experimentan un duelo psicológico por el hecho de no poder tener hijos. Sufren frecuentemente depresión y ansiedad, sobre todo cuando no hay una causa corporal que justifique el problema; es decir, cuando estamos ante una infertilidad de origen desconocido.

Cuando hay, por ejemplo, una obstrucción de las trompas de Falopio, que no es responsabilidad de ellas, la ansiedad que sienten es menor.

Muchas mujeres pasan por las diferentes fases del duelo antes de aceptar plenamente el problema. Como sabéis, esas fases son:

1. La **negación**. Se niega el problema.

2. La **ira**, el enfado, con sentimientos marcados de angustia, frustración y de falta de justicia (se preguntan: «¿Por qué yo? ¿Por qué a mí?»).

3. La **negociación**, con frecuentes sentimientos de descontrol y necesidad de recuperarlo.

4. La **desesperación**, que es la fase central del duelo, en la que predominan sentimientos de abandono, tristeza, desolación y culpa. Hay muchas veces enfado con el cuerpo, se puede ver distorsionada la imagen corporal y experimentar sentimientos de inferioridad. A menudo, las mujeres depositan todas sus esperanzas de ser madres en el tratamiento de fertilidad y si por desgracia no es eficaz, o no lo es en el primer intento, estas mujeres pueden sufrir pérdida de autoestima, desesperanza, ver incrementar su ansiedad o experimentar incluso depresión. Estos síntomas se manifiestan en forma de llanto fácil, tendencia a la soledad, cambios en el patrón nutricional (comer menos o más), cambios en el sueño (pasarse el día durmiendo o padecer insomnio). Además, el hecho de que sea la mujer la que ha de someterse a la mayoría de los tratamientos acrecienta aún más este nivel de estrés y de ansiedad.

5. La **aceptación**. Una vez se alcanza esta fase, el problema se ve de forma diferente, la manera de afrontarlo cambia y los sentimientos se vuelven menos tempestuosos y más tranquilos.

A algunas parejas el hecho de no poder alcanzar el embarazo les supone un estigma, se niegan a hablar del tema y lo esconden incluso a sus personas más allegadas, lo que las hace sufrir más al no contar con el alivio que supone el poder compartirlo en las reuniones familiares o con los amigos íntimos, y evitar pasar por momentos que pueden ser duros y complicados si se viven en soledad. El hecho de alcanzar la fase de aceptación ayudará a que puedan hablar del tema con naturalidad.

Otra época especialmente complicada en este proceso es, como ya hemos señalado, la betaespera. Un momento en el que aparecen diferentes síntomas psicológicos, pasando de la alegría a la tristeza o de la esperanza a la desesperación con mucha facilidad. Es normal: a muchas mujeres y parejas les ocurre lo mismo. Es importante durante estos días no querer sentir síntomas de embarazo y no buscar cambios en el cuerpo que nos lo confirmen. Ya hemos dicho antes que estos no aparecen hasta después de la primera falta. Hay que buscar otras alternativas más creíbles para los síntomas que notan y evitar centrar las conversaciones y pensamientos en ese tema de manera casi monográfica. Muchas veces planificar actividades que nos relajen y nos produzcan placer ayuda mucho.

> Con mucha ilusión y miedo a partes iguales, empezamos la aventura, y gracias a todos los profesionales implicados en el proceso, conseguimos con éxito un embarazo con la primera transferencia. Un camino duro y con muchos altibajos emocionales, pero que realmente valió muchísimo la pena. **MIREIA**

5.2 ¿CÓMO AFECTA EN MI RELACIÓN DE PAREJA? ¿Y EN LA SEXUALIDAD?

Y, cómo no, todo esto tiene consecuencias en la relación de pareja. La sexualidad es una parte integrante del ser humano, y muchas veces la imagen que las parejas tienen de sí mismas se ve alterada cuando no pueden tener hijos.

Hay estudios que demuestran que la satisfacción sexual es menor cuanto mayor sea el tiempo de infertilidad.

El hombre experimenta más problemas de impotencia, disminuyen las relaciones sexuales, decrece el número de orgasmos en la mujer, y esto puedo empeorar aún más cuando las relaciones sexuales se programan, cuando hay que tenerlas porque toca... Hay menos capacidad de excitación, menos capacidad de lubrificación en la mujer, más impotencia en el hombre. Es decir, los problemas se agravan y afectan a los dos miembros de la pareja de la misma manera, y muchas veces el número de divorcios y de separaciones aumenta.

5.3 ¿CÓMO AFECTA EN MI ENTORNO: FAMILIARES, AMIGOS...? ¿Y EN EL TRABAJO?

Las consecuencias no son solo personales, también pueden ser sociales. En la familia, en la sociedad, el rol femenino está definido de una manera clara y se sigue exigiendo de alguna forma a las mujeres esta capacidad reproductiva. Muchas veces son la propia familia y el grupo de amigos los que presionan («¿Para cuándo?», «¿Cuándo vais a por el niño?»).

En ese momento te sientes culpable y empiezas a pensar qué has hecho mal y si no te has cuidado lo suficiente... Te sientes como si, como mujer, no pudieras cumplir tu objetivo vital, como si estuvieras rota, como si fueras menos mujer... **ELENA**

Cuando la pareja está pasando por un momento de infertilidad que no se ha compartido con el resto, esta presión contribuye a experimentar sentimientos de culpa y de depresión y a tener más ansiedad. Frases o alusiones al reloj biológico y a que se pasa el arroz influyen negativamente en el estado de la mujer y pueden reforzar su tendencia a disminuir las relaciones sociales y a decantarse por la soledad, entrando en el silencio y el aislamiento, para evitar compartir sus problemas y sentimientos.

5.4 AYUDA PSICOLÓGICA

Muchas clínicas de fertilidad, conscientes de estos problemas que afectan a las parejas que se someten a tratamientos de fertilidad, incluyen en sus programas la asistencia psicológica desde el principio del proceso. En mi opinión, es muy conveniente que se ofrezca ayuda psicológica a todas las personas que pasen por este tipo de procedimientos. Es evidente que la actuación final dependerá de las circunstancias de cada pareja concreta, pero el apoyo psicológico les va a permitir hablar claramente de sus emociones y los ayudará a pasar por todas las fases del duelo.

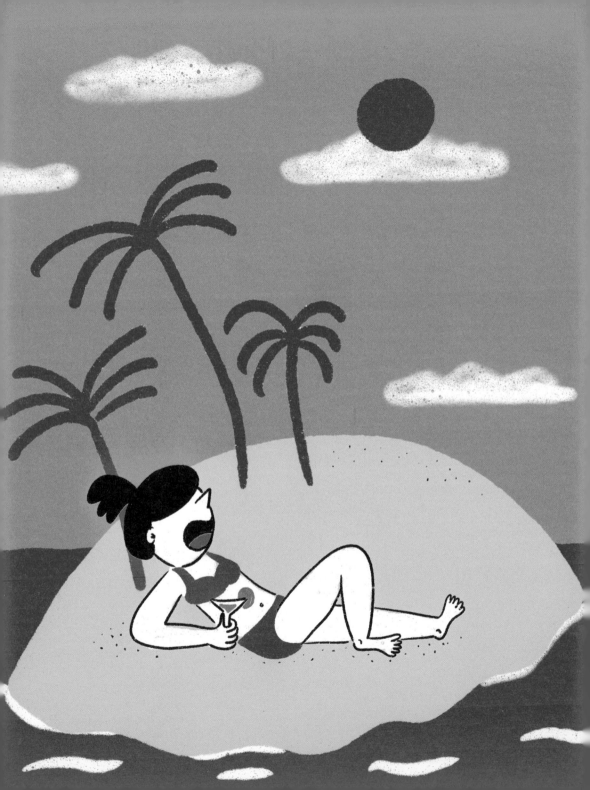

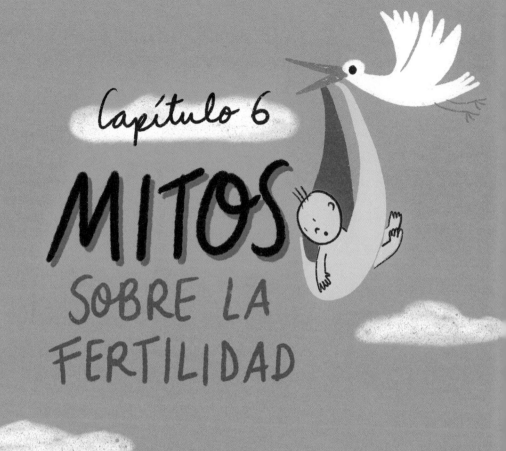

Capítulo 6

MITOS

SOBRE LA FERTILIDAD

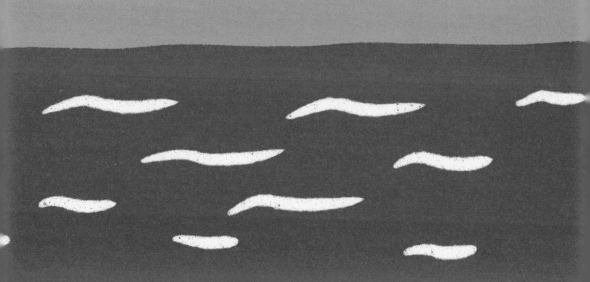

Existen muchos mitos en la sociedad y muchas leyendas urbanas sobre la fertilidad, sobre lo que puede aumentar o disminuir las posibilidades de un embarazo. Vamos a hacer aquí un pequeño repaso de algunos de ellos.

Estas son algunas de las falsedades que escuchamos:

- Un periodo largo de abstinencia sexual garantiza la mejor calidad espermática y, por tanto, aumenta las posibilidades de quedarse embarazada.

  FALSO. Incluso puede ser contraproducente. Lo ideal es tener relaciones cada dos o tres días cuando se busca el embarazo.

- Determinados tipos de alimentos favorecen que el bebé concebido sea niño o niña.

  FALSO. No hay ningún alimento que ayude a concebir bebés del sexo que se desea.

- Algunas posturas sexuales aumentan las posibilidades de embarazo.

  FALSO. Esto se dice porque algunas mujeres notan cómo sale el semen de la vagina al moverse después de la eyaculación, pero lo cierto es que los espermatozoides alcanzan el útero segundos después de salir por la uretra.

- Es fácil quedarse embarazada después de los cuarenta años.
  FALSO. Es justo lo contrario.

- Tener un aborto significa tener problemas de fertilidad.
  FALSO. Es muy frecuente tener un aborto, y eso no implica que haya problemas de fertilidad.

- La infertilidad es un problema de la mujer exclusivamente.
  FALSO. Actualmente, sabemos que la infertilidad afecta a ambos sexos por igual.

- La edad solo influye en la fertilidad de la mujer.
  FALSO. Aunque es cierto que en la mujer la tasa de fertilidad cae de manera muy intensa a partir de los treinta y cinco años, en el hombre esto también ocurre, aunque este declinar sea más lento.

- Si has tenido hijos, ya no debes preocuparte por la fertilidad. Nunca tendrás ese problema.
  FALSO. Puedes tener uno o varios hijos y después presentar problemas de fertilidad.

- Debes relajarte para poder quedarte embarazada.
  FALSO. Muchas veces la mujer puede hacer poco para relajarse y evitar la tensión que implica la infertilidad...

- El tratamiento de fertilidad no ha funcionado si al cabo de unos días de la transferencia tienes un pequeño sangrado.
  FALSO. Eso puede significar que se ha implantado el embrión.

- Las fases de la luna influyen en la fertilidad.
  FALSO. Esta creencia está relacionada con el hecho de que los ciclos de las mujeres son de veintiocho días, pero la luna, por supuesto, no influye en la fertilidad.

- Mantener relaciones sexuales durante el embarazo puede dañar al bebé.

  FALSO. Si el embarazo es de curso normal, las relaciones no dañan al bebé.

- Tomar píldoras anticonceptivas puede causar infertilidad.

  FALSO. Las píldoras anticonceptivas no disminuyen (ni aumentan) la fertilidad posterior de la mujer.

Estas creencias sí son ciertas:

- El calor y la ropa apretada pueden dañar los espermatozoides. Como explicábamos al principio, los espermatozoides están fuera del cuerpo precisamente porque necesitan permanecer a una temperatura inferior a la del interior del organismo humano.

- Se puede controlar el día de la ovulación, y ello puede ayudar a la fertilidad.

- El ejercicio físico moderado es conveniente, pero el ejercicio físico excesivo o muy intenso puede resultar perjudicial.

Como ves, hay un montón de mitos relacionados con la fertilidad que entre todos deberíamos desterrar de nuestra sociedad y de nuestros pensamientos.

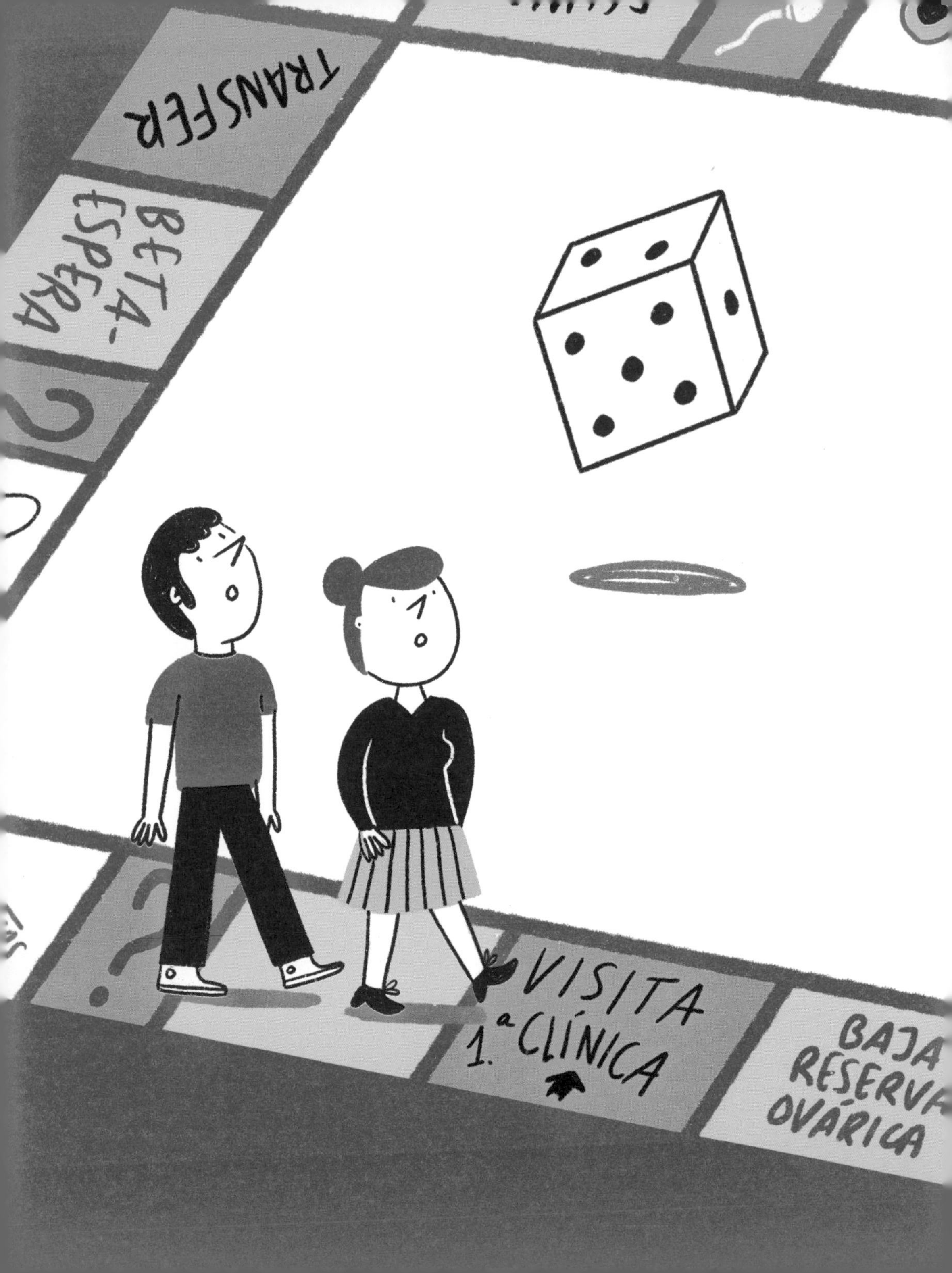
TRANSFER
BETA-
ESPERA
VISITA
1.ª CLÍNICA
BAJA
RESERVA
OVÁRICA

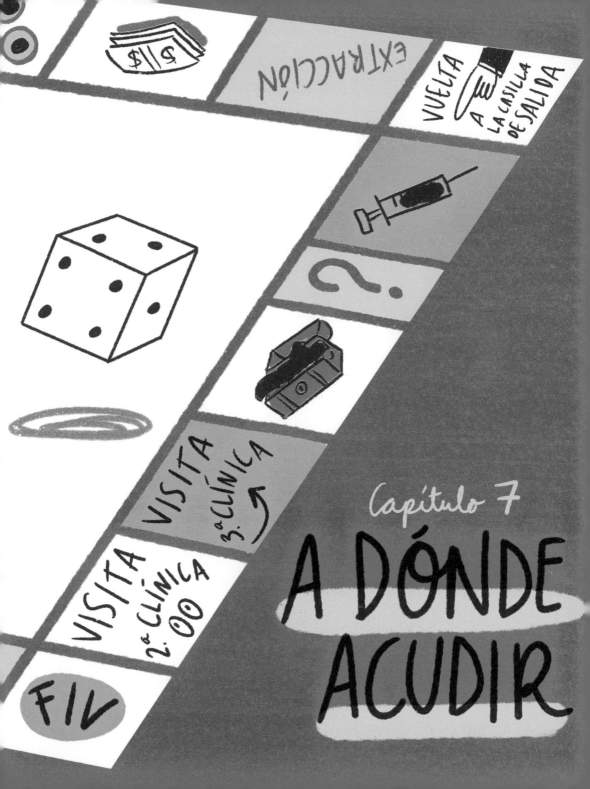

Si quieres ser madre y no tienes pareja, si sois una pareja de mujeres, si tienes una patología crónica que dificulta tu embarazo, si llevas seis meses o más intentándolo sin conseguirlo o si deseas ser madre, pero consideras que aún es necesario esperar un tiempo, busca cuanto antes el asesoramiento de buenos especialistas en reproducción asistida y preservación de la fertilidad.

Los expertos en fertilidad te asesorarán y te explicarán cuáles son los mejores métodos y te indicarán, una vez analizada adecuadamente tu situación y realizados los estudios y los análisis pertinentes, las diferentes opciones que tienes y los pasos que te conviene dar.

Desde el primer momento me sentí muy segura, bien atendida y confiada con la atención que recibí. Realizamos todos los estudios que nos indicaron e inicié el tratamiento adecuado a mi situación, que fue una FIV. **LENI**

No dejes pasar el tiempo sin buscar información, asesoramiento y soluciones a la medida de tus necesidades y circunstancias porque, en muchas ocasiones, el tiempo puede resultar determinante para conseguir lo que deseas.

Esta lista de páginas web te ayudará a encontrar la información que necesitas:

http://asproin.com/

http://redinfertiles.com/

https://www.grupodeapoyohello.com

https://www.sheoak-barcelona.com/es/inicio/

https://anacer.es

https://www.reproduccionasistida.org

https://www.sefertilidad.net

https://www.reproductivefacts.org

https://www.womens.es/fertilidad/

https://cnrha.sanidad.gob.es

https://asebir.com

http://www.asesa.org/

https://www.eshre.eu

http://www.asrm.org/

http://www.icmartivf.org/

https://www.boe.es/buscar/act.php?id=BOE-A-2006-9292

https://www.idescat.cat/pec/2017-2020/?id=050307&paae=2018&lang=es

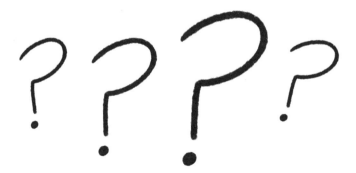

CONCLUSIONES

La infertilidad —la dificultad o la imposibilidad de ser madre— es un problema que me ha acompañado durante toda mi vida profesional.

La sociedad empuja a las mujeres a retrasar su maternidad y, al mismo tiempo, cuando no resulta fácil ser madre o no se consigue por una u otra causa, la presión de esa misma sociedad provoca en muchas de ellas un doloroso sentimiento de frustración, de impotencia e incluso, en mayor o menor grado, de culpabilidad.

Para mí es muy importante que las mujeres que se encuentran en esta situación y también, sus parejas y su entorno sepan e interioricen que la falta de embarazo es un problema médico y que, igual que no nos sentimos culpables cuando, por ejemplo, tenemos apendicitis, es muy injusto que ellas se sientan culpables por tener dificultades para quedarse embarazadas o por no poder conseguirlo.

Por ello, para empezar, entender lo que está ocurriendo y cuáles son las causas que dificultan o impiden su embarazo las ayudará a disponer de herramientas para enfrentarse al problema y, en muchas ocasiones, para trazar el camino que las conduzca a la solución.

Es esencial que todas las mujeres que tienen dificultades para conseguir el embarazo sepan que en la actualidad contamos con adelantos médicos inimaginables hasta hace no demasiado tiempo y que, en buenas manos, asesoradas y convenientemente ayudadas por profesionales especialistas en reproducción, en muchos casos pueden intentar alcanzar lo que tanto anhelan: ser madres.

Espero que este libro te haya servido de ayuda para lograrlo.

GLOSARIO

ácido nucleico. Son grandes moléculas que se suelen encontrar en el interior del núcleo de las células y que contienen la información genética que pasa de padres a hijos y la información necesaria para la fabricación de proteínas. Los dos tipos más importantes son el ácido desoxirribonucleico y el ácido ribonucleico.

add-ons. Procedimientos complementarios añadidos al procedimiento principal de la fecundación *in vitro* con el fin de aumentar las tasas de embarazo. Hoy en día, la evidencia que demuestra su utilidad es escasa.

adenomiosis. Enfermedad del útero que se caracteriza por la presencia de endometrio, el tejido que cada mes se prepara para que la mujer consiga un embarazo, en la capa muscular del útero (la que se contrae durante el parto para que salga el bebé). Puede producir síntomas como dolor menstrual intenso, sangrado menstrual excesivo o dificultades para conseguir el embarazo.

ADN. Ácido desoxirribonucleico. Uno de los dos principales tipos de ácido nucleico. Se encarga de almacenar y transmitir a la descendencia la información genética de un individuo.

amniocentesis. Extracción de una pequeña cantidad del líquido que se encuentra en la bolsa de las aguas durante el embarazo. Se hace mediante la punción con una aguja larga y fina y con control ecográfico. El líquido se analiza para conocer los cromosomas o los genes del bebé u otros parámetros de interés.

analítica hormonal. Extracción de sangre que se realiza con la finalidad de conocer el nivel de algunas hormonas en la sangre. En la consulta de fertilidad se hace en momentos concretos del ciclo para saber si el proceso de la ovulación se realiza con normalidad o para conocer las probabilidades de que una paciente responda correctamente a la estimulación para la fecundación *in vitro*, entre otras cosas.

andrógenos. Hormona segregada típicamente por el testículo. El ovario de las mujeres también la segrega, aunque en cantidades mucho menores. En algunas ocasiones se pueden utilizar para intentar mejorar la respuesta al tratamiento de estimulación para la fecundación *in vitro*.

ASRM. Estas siglas corresponden al nombre de la Sociedad Americana de Medicina Reproductiva (American Society for Reproductive Medicine). Antes se llamaba American Fertility Society (AFS), que se traduce como Sociedad Americana de Fertilidad.

assisted-hatching. Procedimiento por el cual se ayuda al embrión a desprenderse de la capa proteica que lo envuelve y protege desde que se forma hasta que llega al útero para implantarse.

betaespera. Periodo de tiempo que transcurre desde la transferencia del embrión hasta que se realiza la primera determinación de beta-hCG para conocer si la mujer está embarazada.

beta-hCG o hormona gonadotropina coriónica. La hormona gonadotropina coriónica es una proteína producida por las células del embrión primero y de la placenta después, por lo que solo está presente (en condiciones normales) cuando la mujer está embarazada. Está compuesta por dos subunidades, alfa y beta, de las que la beta es específica de esta hormona mientras que la subunidad alfa es compartida por otras hormonas. Por ello, para el diagnóstico del embarazo, se miden los valores en sangre de la subunidad beta.

biólogo. Persona especialista en biología que en el proceso de la fecundación *in vitro* se encarga del cuidado y manejo de los gametos (óvulo y espermatozoide) y de los embriones. Aparte de la carrera general de Biología, los que trabajan en los laboratorios de fecundación asistida deben haber cursado estudios de especialización en ese tipo de procesos.

biopsia de corion. Es un procedimiento por el que, mediante control ecográfico, se obtiene una pequeña cantidad del tejido que formará la placenta para analizarlo y conocer sus cromosomas o genes.

blastocisto (o blasto). Uno de los diferentes estadios de la evolución del embrión. Corresponde a los 5-6 días de su desarrollo y es justo la fase en que tiene lugar la implantación. Un blastocisto está formado por unas doscientas células en las que ya se pueden diferenciar las que acabarán formando la placenta y las que formarán el feto.

blastómero. Células del embrión humano durante las fases más iniciales de su desarrollo.

células de Leydig. Son un tipo de células que se encuentran en el testículo y que se encargan específicamente de la producción de testosterona.

células de Sertoli. Otro tipo de células específicas del testículo, donde recubren los túbulos seminíferos y ayudan en la transformación de las células germinales en espermatozoides. También forman algunas hormonas, no específicas del varón, como la antimülleriana o los estrógenos.

claustro materno. Una manera de referirse al útero de la mujer.

clomifeno. Un fármaco estimulante de la ovulación y que se puede utilizar como primera medida en mujeres con ovulación ausente o irregular. Es barato y tiene muy pocos efectos secundarios, aunque su eficacia e indicaciones son limitadas.

contracciones uterinas. Acortamiento más o menos marcado de la longitud de las fibras musculares del útero. Las de mayor intensidad (que representa un mayor acortamiento) se producen durante el parto y provocan la expulsión del bebé. Se producen (aunque de menor intensidad) también durante la ovulación y durante la regla con la función de ayudar a los espermatozoides a alcanzar las trompas o para expulsar el endometrio desprendido durante la menstruación.

corona pelúcida. Capa de proteínas que recubre el óvulo y el embrión y que tiene varias funciones como impedir que un óvulo sea fertilizado por más de un espermatozoide o mantener compactado el embrión durante las etapas más precoces de su desarrollo.

criopreservación. Es el proceso de congelación por el cual conservamos a temperaturas muy bajas muestras de tejidos o células sin que se alteren sus propiedades de modo que se puedan utilizar en el futuro. Cuando este proceso se hace de manera muy rápida se llama vitrificación. Se pueden conservar óvulos, espermatozoides, embriones o tejido ovárico.

criotransferencia. Nombre con el que se conoce el proceso de transferir embriones que habían sido previamente criopreservados.

cuerpo lúteo. Estructura en la que se transforma el folículo después de la ovulación. Las células del folículo se transforman en células del cuerpo lúteo y empiezan a segregar progesterona.

decidua. Nombre que recibe el endometrio cuando la mujer se queda embarazada. Se diferencia del endometrio no gestante en que es más grueso y tiene más vasos sanguíneos. Tiene una función protectora del embrión y el feto y participa en los intercambios entre el feto y la madre.

decidualización. Proceso que tiene lugar en el endometrio en la segunda fase del ciclo y que hace que adquiera más grosor y que sea más rico en alimentos por si se implanta el embrión. Si esta implantación ocurre, este proceso se hace más marcado y el endometrio se transforma en decidua. Si no hay implantación, el proceso se detiene y el endometrio se desprende con la regla.

DIU (dispositivo intrauterino). Pequeño objeto de plástico que se coloca en el interior del útero, generalmente con fines anticonceptivos. Puede estar recubierto de cobre o contener hormonas que se van liberando de forma progresiva.

embriológico. Relacionado con el embrión.

embrión. Nombre con el que se conoce a un organismo multicelular durante las etapas iniciales de su desarrollo, incluyendo a las personas. La etapa más inicial, justo después de la fecundación, se conoce específicamente como cigoto. La fase siguiente, cuando el número de células embrionarias (blastómeras) ha aumentado hasta formar una bola sólida, se denomina mórula. A partir del quinto o sexto día, cuando ya se identifican las células que formarán la placenta y cuáles el feto, se denomina blastocisto y, de manera arbitraria, a partir de la semana nueve, se denomina feto.

embrioscopia. Técnica invasiva para la visualización directa del embrión o del feto temprano. Proporciona una oportunidad única para examinar el desarrollo embrionario y ofrece el potencial para el diagnóstico y la intervención terapéutica.

EmbryoGlue®. Literalmente, «pegamento de embriones». Uno de los *add-ons* que se utilizan en FIV. Es un tipo de medio de cultivo, rico en ácido hialurónico, del que se dice que aumenta las tasas de implantación embrionaria. Hay poca evidencia que sustente esta afirmación.

Embryoscope. Tipo especial de incubador dotado de un dispositivo de visión microscópica que permite monitorizar el crecimiento del embrión sin necesidad de sacarlo de su interior.

endometrio. Capa de tejido que recubre el útero por dentro y que es el lugar donde se implanta y desarrolla el embrión durante el embarazo.

endometrioma. Tipo de quiste del ovario cuya pared está formada por endometrio y que está relleno de sangre antigua y digerida.

endometriosis. Enfermedad ginecológica crónica y benigna en que el endometrio, además de recubrir el útero por dentro, aparece, crece y prolifera en otros lugares, generalmente en la pelvis, provocando dolor intenso y, en algunos casos, infertilidad en las mujeres que la padecen.

epidídimo. Parte del testículo, en forma de tubo alargado y enrollado, donde maduran y se almacenan los espermatozoides.

ERA o Endometrial Receptivity Array. Uno de los *add-ons* que cuenta con mayor evidencia que sostenga su uso. Es un test genético que se utiliza para determinar en qué momento la receptividad del endometrio es mayor, de tal manera que se puedan transferir los embriones en el momento en que las posibilidades de implantación son máximas.

espermatozoide. Gameto masculino.

esterilidad. Enfermedad, masculina o femenina, que se caracteriza por la dificultad en conseguir un embarazo.

estrógenos. Grupo de hormonas que juegan un papel clave en la salud reproductiva femenina.

estroma. Es uno de los tipos de células y estructuras que forman el endometrio. Concretamente es el tejido que sustenta y da sostén a las células glandulares del endometrio.

factor liberador de las gonadotropinas. Hormona liberada en forma de pulsos (secreción intermitente de pequeñas cantidades a la sangre) desde el hipotálamo y que produce que la hipófisis segregue FSH y LH.

factor ovárico. Una de las causas de esterilidad. Las mujeres que la sufren presentan ovulaciones ausentes o irregulares.

factor peritoneal. Una de las causas de esterilidad. Las mujeres que la sufren suelen presentar alteraciones inflamatorias en el medio interno de la pelvis, que hacen que el ambiente sea tóxico para los gametos y los embriones. Muchas veces está causado por endometriosis.

factor tubárico. Una de las causas de esterilidad. Las mujeres que la sufren presentan alteraciones de las trompas que hacen que estas no puedan transportar los espermatozoides o los embriones.

factor uterino. Una de las causas de esterilidad. Las mujeres que la sufren presentan un endometrio anormal (o ausente) en el que no es posible que se implante un embrión.

fallos de la implantación. Falta de implantación después de la transferencia de embriones. Se dice que es de repetición. Esta falta de implantación se produce después de diversas transferencias. Puede ser tanto de causa embrionaria como de causa materna.

fase folicular. Primera fase del ciclo ovárico en la que se producen básicamente estrógenos (estradiol) y en la que el endometrio crece y se engruesa. Tiene lugar después de la regla y antes de la ovulación.

fase lútea. Segunda fase del ciclo ovárico en la que se producen básicamente gestágenos (progesterona) y en la que el endometrio se hace más receptivo y alimenticio para el embrión. Tiene lugar después de la ovulación y antes de la regla.

fecundación *in vitro* o FIV. Técnica de reproducción asistida más importante y extendida. En ella se obtienen uno o, generalmente, más óvulos maduros de la mujer y se fecundan en el laboratorio transfiriéndose los embriones obtenidos al útero de la madre. Existen numerosas variantes de la técnica estándar encaminadas a incrementar la tasa de éxitos.

fecundabilidad. Probabilidad de que una mujer se quede embarazada en un ciclo concreto.

fisioterapia. Técnica utilizada tanto para el tratamiento como para la prevención de algunas enfermedades que se basa en el uso del ejercicio terapéutico y medios físicos como calor, frío, luz, agua, masaje o electricidad.

folículo. Estructura del ovario que contiene los óvulos. La mayoría de ellos se encuentran en estado de inmadurez. Con cada ciclo, un grupo de folículos empieza el proceso de maduración hasta que solo uno llega a alcanzar la madurez total y a producir la ovulación. Durante este proceso las células del interior del folículo segregan estrógenos.

folículo antral. Uno de los estadios por los que pasan los folículos que empiezan el proceso de maduración. De todos los que empiezan este proceso, solo unos cuantos alcanzan esta fase, que se caracteriza por la aparición de cierta cantidad de líquido en el interior de los folículos y porque los óvulos son aún inmaduros.

folículo de De Graaf. Estadio de máximo desarrollo de los folículos. Solo uno de los folículos que empiezan el proceso de maduración alcanza este estadio, que es el previo a la ovulación.

gameto. Célula reproductiva de los animales que cuenta con solo 23 cromosomas en lugar de los 46 con que cuentan el resto de las células del organismo. Pueden ser femeninas (óvulos) o masculinas (espermatozoides).

glándula suprarrenal. Glándula secretora de hormonas que se encuentra situada encima de ambos riñones y que se encarga de la producción de hormonas relacionadas con el estrés —tanto físico como psíquico—, como la adrenalina o la dopamina.

gonadotropinas. Hormonas segregadas por la hipófisis cuya función es estimular y modular la función del ovario. Son la FSH y la LH.

gonadotrofina menopáusica humana (HMG). Hormona que induce el ovario a madurar los óvulos.

HIFU. Acrónimo inglés de High Intensity Focused Ultrasounds (ultrasonidos de alta intensidad focalizados). Es una técnica no invasiva que se utiliza en el tratamiento de algunas enfermedades ginecológicas como los miomas o la adenomiosis.

hipermaduro. Estado de maduración excesiva del óvulo en el momento de la punción folicular. Tienen una capacidad menor de ser fecundados.

hiperrespuesta. Respuesta excesiva a la estimulación folicular y que se caracteriza no solo por un número excesivo de folículos, sino también por la aparición de un conjunto de alteraciones metabólicas que pueden precisar un tratamiento médico específico.

hipófisis. Glándula situada en la base del cerebro que se encarga, mediante la secreción de ciertas hormonas, de estimular y regular la mayoría de los órganos que se ocupan de la producción de hormonas del organismo.

hipotálamo. Glándula situada en el cerebro, inmediatamente por encima de la hipófisis. Una de sus funciones principales es regular la función de la hipófisis. Está íntimamente conectada con el córtex cerebral, de tal manera que este influye mucho en el funcionamiento del hipotálamo.

histerosalpingografía. Prueba radiológica en la que se introduce un contraste por el cuello de la matriz haciendo visible para los rayos X el interior del útero y de las trompas. Se está dejando de usar porque existen técnicas más modernas con las que se obtienen mejores resultados.

histeroscopia. Técnica que permite visualizar el interior del útero mediante la introducción de un tubo conectado a una cámara de televisión haciendo posible tanto el diagnóstico como el tratamiento de muchas anomalías uterinas.

histerosonografía. Técnica ecográfica que permite, mediante la introducción de un líquido o un gel en el interior del útero, valorar el estado de las trompas. Si se asocia a la ecografía en 3D, se consigue una evaluación excelente también de la cavidad uterina, y con esta sustituye en muchos casos la histerosalpingografía y la histeroscopia.

hormona antimülleriana. Hormona segregada por los folículos ováricos que se encuentran en el estado de desarrollo justo anterior a los folículos antrales. Sus niveles se correlacionan con la respuesta que tendría la mujer si fuera sometida en ese momento a un tratamiento de estimulación para una fecundación *in vitro*.

hormona foliculoestimulante o FSH. Hormona segregada por la hipófisis y cuya principal función es estimular el crecimiento y maduración de los folículos ováricos durante el ciclo menstrual.

hormona gonadotropina coriónica, hormona del embarazo o hCG. Hormona segregada por las células del embrión desde el inicio de su formación. Se utiliza para el diagnóstico del embarazo y, en algunos casos, para monitorizar su evolución.

hormona luteoestimulante o LH (hormona luteotropa). Hormona segregada por la hipófisis y cuya principal función es provocar la ovulación y transformar el folículo en cuerpo lúteo.

implantación. Proceso por el que el embrión (en fase de blastocisto) se entierra en el endometrio, se conecta con la madre e inicia el proceso que llevará al nacimiento de un recién nacido sano.

implante heterotópico. Recolocación de tejido previamente extirpado y congelado en un lugar distinto al que estaba en origen.

implante ortotópico. Recolocación de tejido previamente extirpado y congelado en el mismo lugar en el que estaba en origen.

incubador. Aparato médico en el que se reproducen las condiciones que se dan en el interior del cuerpo de la mujer y en el que se colocan los embriones para que se desarrollen en sus primeras fases antes de ser transferidos al útero.

infertilidad. Clásicamente se definía como la enfermedad que se caracteriza por la aparición de abortos de repetición (dos o más). Sin embargo, hoy en día y por influencia de los países anglosajones, se está convirtiendo en sinónimo de esterilidad (dificultad en conseguir un embarazo).

inseminación intrauterina. Técnica de fecundación asistida en la que el semen de la pareja o de un donante se introduce en el interior del útero mediante la ayuda de una cánula.

inseminación intravaginal. Técnica de fecundación asistida en la que el semen de la pareja o de un donante se introduce en el interior de la vagina mediante la ayuda de una cánula.

Intra-cytoplasmatic Sperm Injection o **ICSI. Inyección intracitoplasmática de espermatozoides.** Variante de la fecundación *in vitro* en la que el biólogo inyecta directamente los espermatozoides en el interior de los óvulos para conseguir su fecundación.

introito. Entrada de la vagina a nivel de la vulva.

luteinización folicular. Proceso por el que, tras la acción de la LH, el folículo se transforma en cuerpo lúteo.

matching. Proceso que se realiza sobre todo en casos de donación de gametos y en el que se estudian las características físicas (*matching* fenotípico) o la carga genética (*matching* genético) de los donantes de óvulos o de semen, de tal manera que se ofrezcan las máximas garantías a la receptora de que el embrión resultante no estará afectado por una enfermedad genética.

MESA (aspiración microquirúrgica de los espermatozoides del epidídimo). Técnica de reproducción asistida que se utiliza en casos de ausencia de espermatozoides en el eyaculado. Se practica una pequeña incisión en la piel del escroto y se aspiran espermatozoides del epidídimo.

microaguja. Aguja muy fina que utiliza el biólogo bajo el microscopio para realizar la técnica de ICSI.

microincisión. Incisión microscópica que realiza el biólogo bajo el microscopio para realizar la técnica del *assisted hatching*.

microjeringa. Jeringa muy pequeña que utiliza el biólogo bajo el microscopio para realizar la técnica de ICSI.

micromanipulador. Aparato que transmite los movimientos del biólogo minimizándolos, mientras realiza la técnica del ICSI u otras técnicas sobre el óvulo o el embrión.

microventosa. Ventosa muy pequeña que utiliza el biólogo bajo el microscopio para fijar el óvulo mientras realiza la técnica de ICSI.

mini-FIV. Variante de la FIV en que se complementa el ciclo espontáneo de la mujer con cantidades muy bajas de hormonas.

Se suele utilizar en casos en que se espera una respuesta muy baja al tratamiento estándar.

mioma. Tumor benigno del músculo uterino. Puede dar problemas reproductivos en función de en qué parte del útero esté localizado.

naprotecnología (*natural procreative technology*). Técnica para tratar la falta de embarazo en la que se hace un profundo estudio diagnóstico de las causas de la infertilidad de la pareja para intentar solucionarlas con los tratamientos médicos pertinentes sin recurrir a técnicas de fecundación asistida.

ovocito. Gameto femenino.

óvulo. Gameto femenino.

PESA (aspiración percutánea de espermatozoides del epidídimo). Técnica de reproducción asistida que se utiliza en casos de ausencia de espermatozoides en el eyaculado. Se aspiran espermatozoides del epidídimo sin abrir la piel con ayuda de una jeringa.

progesterona. Hormona producida por el cuerpo lúteo, después de la ovulación y durante las primeras semanas del embarazo. Hace que el endometrio se vuelva más receptivo para albergar el embrión durante las primeras fases del embarazo y ayuda a evitar que el útero expulse el embrión una vez implantado.

prolactina. Hormona de la hipófisis que ayuda a producir leche en las mamas después del parto, pero que cuando aumenta sin relación con el embarazo interfiere con la ovulación y, por tanto, puede dificultar que la mujer se embarace.

próstata. Glándula ubicada justo por debajo de la vejiga del varón. Tiene el tamaño de una nuez y, junto con las vesículas seminales, produce semen.

radiofrecuencia. Técnica no invasiva para tratar los miomas en la que se destruyen las células del tumor con ayuda de electricidad que se hace pasar a través de una aguja.

reserva ovárica. Término que hace referencia a la cantidad de ovocitos de los que dispone una mujer en un determinado momento de su vida.

ROPA (recepción de ovocitos de la pareja). Proceso en el que la donante se somete a un procedimiento de donación de óvulos.

saco vaginal. Parte más profunda de la vagina.

scratching. *Add-on* en FIV en que se provoca una pequeña lesión en la pared del endometrio para que, al regenerar y cicatrizarse, aumente su receptividad. Se utiliza sobre todo en casos de fallos repetidos de implantación, pero su efectividad es discutible.

secreción hormonal. Acción de pasar a la sangre las hormonas producidas en una glándula.

semen. Líquido expulsado por la uretra del varón durante la eyaculación y que contiene los espermatozoides.

serosa. Capa más externa del útero y de muchos de los órganos intraabdominales.

síndrome de Klinefelter. Anomalía cromosómica en el varón en la que hay un cromosoma X de más (tienen dos cromosomas X y un cromosoma Y para un total de 47). Produce ausencia total de producción de espermatozoides.

sondas genéticas. Es un fragmento de ADN (o más raramente ARN) prefabricado con una estructura determinada, que se marca con uno de los diversos métodos disponibles y se utiliza para detectar la presencia algunas enfermedades genéticas.

TESA o Testicular Sperm Aspiration. Técnica de reproducción asistida que se utiliza en casos de ausencia de espermatozoides en el eyaculado. Se aspiran espermatozoides del interior del testículo sin abrir la piel con ayuda de una jeringa.

TESE o Testicular Sperm Extraction. Técnica de reproducción asistida que se utiliza en casos de ausencia de espermatozoides en el eyaculado. Se aspiran espermatozoides del interior del testículo tras realizar una pequeña incisión en la piel.

testosterona. Hormona producida por los testículos. Controla el deseo sexual, ayuda a mantener la masa muscular e interviene en la producción de esperma.

time-lapse. Técnica que utiliza el *Embryoscope* para visualizar el crecimiento de los embriones en el interior del incubador.

tiroides. Glándula que se encuentra en la cara anterior del cuello y cuyas alteraciones (en exceso o en defecto) pueden interferir con el embarazo.

transferencia. Proceso por el que, con ayuda de una pequeña cánula, se colocan los embriones en el interior del útero tras haber preparado el endometrio para hacerlo receptivo.

trigger. Medicamento que se administra al final del tratamiento para la estimulación

folicular con el fin de desencadenar la ovulación.

túbulos seminíferos. Parte del testículo
donde se forman los espermatozoides.

vasectomía. Procedimiento quirúrgico an-
ticonceptivo masculino en el que se acortan
los conductos deferentes de tal manera que
los espermatozoides no pueden alcanzar la
uretra.

vesícula seminal. Glándula del sistema reproductor masculino cuya función principal es la producción y almacenamiento del
líquido seminal.

vitrificación de ovocitos. Proceso de congelación de los ovocitos en el que el descenso de temperatura se hace de manera
abrupta y uniforme para todo el ovocito.

BIBLIOGRAFÍA

Andreu, A., G. Casals, I. Vinagre, L. Flores, «Obesity management in women of reproductive age», *Endocrinol Diabetes Nutr (Engl Ed)*, marzo de 2023, 70 Suppl
1:85-94. doi: 10.1016/j.endien.2022.11.015. PMID: 36424339.

Bergmann, S., «Fertility tourism: circumventive routes that enable access to
reproductive technologies and substances», *Signs (Chic)*, 2011, 36(2):280-88.
doi: 10.1086/655978. PMID: 21114072.

Datta, A. K., S. Campbell, B. Deval, G. Nargund, «Add-ons in IVF programme -
Hyper or Hope?», *Facts Views Vis Obgyn*, 28 de diciembre de 2015, 7(4):241-
250. PMID: 27729969.

Emokpae, M. A., S. I. Brown, «Effects of lifestyle factors on fertility: practical recom-
mendations for modification», *Reprod Fertil*, 8 de enero de 2021, 2 (1), R13-R26.
doi: 10.1530/RAF-20-0046, eCollection de enero de 2021. PMID: 35128442.

Glatthorn, H.N., A. Decherney, «The efficacy of add-ons: selected IVF "add-on"
procedures and future directions», *J Assist Reprod Genet*, marzo de 2022, 39 (3),
pp. 581-589. doi: 10.1007/s10815-022-02410-6. ePub del 23 de enero de 2022.
PMID: 35066700.

Hunter, E., A. Avenell, A. Maheshwari, G. Stadler, D. Best, «The effectiveness of
weight-loss lifestyle interventions for improving fertility in women and men
with overweight or obesity and infertility: A systematic review update of evi-
dence from randomized controlled trials», *Obes Rev*, diciembre de 2021, 22 (12),
e13325. doi: 10.1111/obr.13325. ePub del 13 de agosto de 2021. PMID: 34390109.

Kellow, N. J., J. Le Cerf, F. Horta, A. L. Dordevic, C. J. Bennett, «The Effect of Dietary Patterns on Clinical Pregnancy and Live Birth Outcomes in Men and Women Receiving Assisted Reproductive Technologies: A Systematic Review and Meta-Analysis», *Adv Nutr.*, junio de 2022, 1;13(3):857-874. doi: 10.1093/advances/nmac023. PMID: 35293975.

Kiani, A. K., S. Paolacci, P. Scanzano, *et. al.*, «Complications related to in vitro reproductive techniques support the implementation of natural procreative technologies», *Acta Biomed*, 9 de noviembre de 2020, 91(13-S), e2020018. doi: 10.23750/abm.v91i13-S.10525. PMID: 33170179.

Marcelle, I., A. J. Cedars, «Evaluation of Female Fertility-AMH and Ovarian Reserve Testing», *Clin Endocrinol Metab*, 17 de mayo de 2022, 107(6):1510-1519. doi: 10.1210/clinem/dgac039.

Palomba, S., J. Daolio, S. Romeo, F. A. Battaglia, R. Marci, G. B. La Sala, «Lifestyle and fertility: the influence of stress and quality of life on female fertility», *Reprod Biol Endocrinol*, 2 de diciembre de 2018, 16(1). P. 113. doi: 10.1186/s12958-018-0434-y. PMID: 30501641.

Paraskevi, L., S. Antigoni, G. Kleanthi, «Stress and Anxiety Levels in Couples who Undergo Fertility Treatment: a Review of Systematic Reviews», *Mater Sociomed*, marzo de 2021, 33(1), pp. 60-64. doi: 10.5455/msm.2021.33.60-64. PMID: 34012353.

Shenfield. F., J. de Mouzon, G. Pennings, A. P. Ferraretti, A. N. Andersen, G. de Wert, V. Goossens, «Cross border reproductive care in six European countries», *ESHRE Taskforce on Cross Border Reproductive Care*. Hum Reprod, junio de 2010; 25(6):1361-8. doi: 10.1093/humrep/deq057. PMID: 20348165.

Vitagliano, A., A. Paffoni, P. Viganò, «Does maternal age affect Assisted Reproduction Technology success rates after euploid embryo transfer? A systematic review and meta-analysis», *Fertil Steril*, 4 de marzo de 2023, S0015-0282(23)00169-3. doi: 10.1016/j.fertnstert.2023.02.036.0.

LECTURAS RECOMENDADAS

Ayala, Rodrigo, Gerardo Barroso y Alejandra Alexia Álvarez, *El ABC de los protocolos de infertilidad*, Editorial Alfil, Ciudad de México, 2019.

Carucci, Andrea, *La cocina de la fertilidad*, Libros Cúpula, Barcelona, 2019.

Giraldo, Juan Luis, *Buscando un bebé*, Penguin Random House Grupo Editorial, Colombia, 2018.

Jadur, Silvia, y Viviana Wainstein, *¡Auxilio, el bebé no llega!*, Siglo Veintiuno Editores, Buenos Aires, 2015.

Murkoff, Hedi, *¿Qué hay que hacer antes de estar esperando?*, Planeta, Barcelona, 2016.

Puerto Martín, Laura, *Plantando cara a la infertilidad*, Liberum Vox Books, Malgrat de Mar, 2020.